專業復健科醫師教你
4階段打造不會痛的健康膝蓋

徹底治好

膝蓋要的是治癒, 不是治療!
무릎 아프기 시작하면 이 책

膝蓋痛

復健醫學專科醫生
Dr. YOUTH 金裕洙／著

楊筑鈞／譯

你的膝蓋健康嗎？

當聽到「年輕而充滿活力的人生」這句話時，你第一個想到的會是什麼樣的情景？光是想像一下到 40～50 歲時，還依然能在足球場上奔跑或盡情運動，或是 80 歲還能登上最高山峰的山頂上感受到喜悅，就已讓人內心澎湃不已。但若是想要享受這樣的生活，我們應該怎麼做呢？

方法雖然有很多種，但最重要的莫過於保持膝蓋的健康，然而健康的膝蓋是靠天生的嗎？ 不，從我 20 多年來的肌肉骨骼系統臨床經驗來看，只要年輕時照顧好膝蓋，那麼誰都能夠保持健康的膝蓋，甚至不需要花很多錢，只要改變自己的心態，並實踐幾件小事就可以了。

要擁有健康的膝蓋意味著不單只是復健的問題，而是要維持適當的身體活動和體能，而且這麼做也能明顯減緩

心血管疾病、腦中風、體力下降或罹患阿茲海默症等老化相關疾病，因此，我們也可以把膝蓋的保養看作是維持年輕與活力的生活核心。

所以**面對膝蓋的保養，我們應該超越現有的治療（Treatment）模式，而從治癒（Healing）的觀點出發**。我是復健醫學專家，同時也是病理與運動治療的專家，將抗老化醫學和個人訓練、運動員體能管理與替代醫學等醫學之外的多方面領域知識融合，創造了「肌肉骨骼系統疼痛抗老化」的新領域。要找膝蓋手術專家、醫學注射專家、體能訓練專家或者運動專家都很容易，但卻很難找到能夠系統性整體管理的專家，然而為了打造健康的膝蓋，最重要的其實是整體的照護，這也就是我寫下這本書的原因。

本書將最新的抗老化知識、替代醫學和訓練理論結合到復健醫學之中，為打造健康的膝蓋提出了實際而獨創的觀點，教導大家不要過度使用膝蓋而導致造成損傷（消除 Removal）、盡快讓膝蓋的損傷痊癒（重建 Reconstruction）、在狀態好的時候透過運動打造出最佳的膝蓋（強化 Reinforcement）、以及增加了維持最佳身體機

能的治癒（Healing），組成了「健康膝蓋管理指南的四個階段」。這裡描述的不僅是單純的理論，還包含了具體實踐的方法，我衷心希望它能成為大家隨時放在身邊，馬上就可以拿起來使用的實質性指南。一開始比起詳細的指導，如果先注重根本原理的話，那麼在日常生活中就會更容易應用。

病因不明和難以提前預防的疾病很多，但關節的疾病是完全可以預防的，並且根據我長期的診療經驗，可以肯定地告訴大家：「治療沒有用，要治癒才行。」從目前主要進行以治療為主的疼痛醫學管理觀點來看，「抗老化疼痛管理」雖然有點領先於時代，但就像疾病大流行如戲劇般地提前數位化一樣，我也期待這本書能夠讓大家的膝蓋管理模式由「治療」快速轉變為「治癒」。

Dr.YOUTH Yousoo Kim, 金裕洙

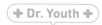

膝蓋管理指南的四個階段

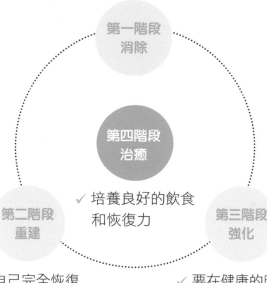

✓ 消除原因,不要勉強

第一階段
消除

第四階段
治癒

✓ 培養良好的飲食
和恢復力

第二階段
重建

第三階段
強化

✓ 讓自己完全恢復

✓ 要在健康的時候,
打造出最佳的膝蓋

目錄

━━━━━━━━━●　PART 1　●━━━━━━━━━

啊！我的膝蓋無法用力

膝蓋痛該怎麼辦？

膝蓋管理指南第 1 階段
—— 消除 Removal

膝蓋管理指南第 2 階段
—— 重建 Reconstrunction

---• PART 5 •---

膝蓋管理指南第 3 階段
—— 強化 Reinforcement

● PART 6 ●

膝蓋管理指南第 4 階段
── 治癒 Healing

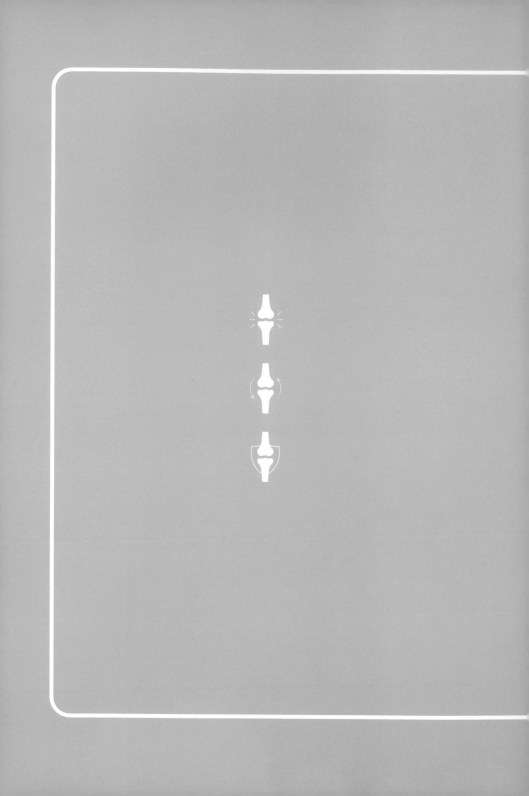

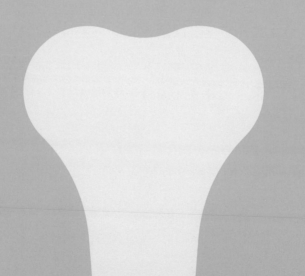

● PART 1 ●

啊！我的膝蓋無法用力

膝蓋痛，
醫生說一定要動手術？

　　有位我很熟識的 40 多歲女性友人聯繫了我，說從三個禮拜前膝蓋就開始痛所以去了醫院，結果醫生居然說必須動手術，而且手術完之後還會有一段時間需得拄拐杖，因為覺得拄拐杖會讓日常生活變得很不方便，讓她覺得很突然且難以接受，一時不知道該怎麼辦才好，所以就找上我了。

　　我詳細問了她有哪些症狀，她說自己坐在椅子上要站起來的時候膝蓋會無法使力，所以剛站起來時走路有點不太穩，但大概走個十步之後就沒事了。此外，她蹲下去的

時候膝蓋會有點痛，但不是很嚴重，只要把腿伸直就會恢復了，而且平常走路的時候也沒什麼異狀。但為了了解為什麼會膝蓋痛，還在醫院拍了核磁共振造影（MRI），結果發現軟骨受損，但如果要治療，就必須利用內視鏡進行軟骨手術或軟骨再生術。

聽完上面的故事你覺得如何？看著這本書的大家雖然膝蓋疼痛的程度不同，但應該經常會聽到或經歷類似的故事吧？沒錯，到了 40 多歲，大部分的人膝蓋都會開始逐漸受損，但這位朋友到底是不是一定要接受手術呢？以及她為什麼會發生這樣的事情，又有什麼預防的方法呢？還有，如果希望膝蓋的情況能變好，她該怎麼做呢？請大家繼續往下看。

40 歲以後，
須檢視健康成績表

　　大部分 20 多歲的人就算有點勉強自己，身體通常也沒什麼大礙，但如果在不知情的情況下放任不管，就會一點一滴地積累損傷，然後在某個瞬間（通常是 40 多歲）開始出現各種病症，例如以前就算連打 3 ～ 4 場籃球賽都穩若泰山，但現在只要打一場就膝蓋痛，或是原本喜歡穿一整天的高跟鞋，現在也只能晾在鞋櫃裡。

　　好，那我們該怎麼辦呢？只能就這樣哀嘆著年齡的增長嗎？雖然要是從年輕的時候就開始用心照護膝蓋就好了，但現在也還不遲。或許你此時的 X 光片並沒有出現異

常，但是我們看待膝蓋的心態必須和以前不一樣才行。

首先，我們的身體以 40 歲為起點，應該開始要把重點放在「防守」。就像在足球比賽的上半場獲勝時，下半場應該盡量把重點放在「防禦」上，然後順利結束比賽，如果在下半場也為了獲勝而強行進攻，那可能會遭到對手意想不到的反擊，而導致瞬間輸掉比賽。

因此，從 40 歲中期開始，即使要繼續保持運動，也要把重點放在長期維持目前的體能上。當身體跟不上時，就不要像 20 多歲的人那樣做運動外加炫耀自己「還年輕」。

第二，請傾聽自己身體細微的聲音。正常的地方是不會疼痛的，一定是因為哪裡有損傷才會痛，要認真觀察以前忽視的症狀。如果只是有點痠痛的程度，這種症狀是完全可以恢復的，可以進行熱敷或泡澡，然後加以觀察；但是，如果是瞬間感到「刺痛」，那代表肌腱或韌帶的部分是受到細微的損傷，建議可以先治療發炎部位，保留足夠的時間來恢復，因為這種刺痛感繼續累積下去，軟骨將會損傷到肉眼可見的程度。

20 ～ 30 歲的年輕人
也可能會膝蓋痛

　　膝蓋痛以往都被認定為是 40 歲以上才會出現的症狀，但近年來 20 ～ 30 歲族群的膝蓋疼痛病患也在增加中。最大的原因當然是運動。通常膝蓋會受傷，如同大家認為的，「肥胖」確實是一個很重要的因素，但是在 20 ～ 30 歲的年齡，比起因肥胖而導致膝蓋痛，更常見的是為了減重而勉強做運動才導致膝蓋疼痛。

　　不可否認，如果想要常保年輕並健康地生活，運動是非常重要的，但問題是運動得過多時反而會出現問題，因為人們堅信運動得越多，就會越健康，也就開始對「運動」

成癮。根據在英國的研究顯示，跑步後體內有一種叫做「內源性大麻素（Endocannabinoid）」的物質增加了 30%。「Cannabis」指的是大麻，內源性大麻素與體內大麻的成分相似。

就像適量飲酒也沒什麼問題，但過度飲酒身體會垮掉一樣，運動也會導致相同的情況。如果每天狂喝酒，年輕時就會出現脂肪肝和胃潰瘍；**如果每天過度運動，就會導致軟骨破裂和肌腱損傷。**事實上，過度運動可能比酗酒還要更危險，因為酗酒造成損傷的胃黏膜會再生，但運動導致受傷的軟骨不會再生。

膝蓋不好的年輕病患增加還有一個原因，就是穿高跟鞋。到醫院就診的 30、40 歲病患中，大部分女性的共同特徵之一就是在 20 多歲的時候穿著 10 公分的高跟鞋，甚至跑來跑去也什麼事都沒有，但現在卻連 5 公分高的皮鞋都不太能穿。這是因為人類的膝蓋還沒有進化到能夠承受抬起腳後跟只用腳趾支撐全身體重的高跟鞋，穿上高跟鞋的時候，首先腳踝會變得很不穩定，肌肉也會變得非常緊張，因此走路就會變得不穩，此時的膝蓋也會受到過度的壓

力，並且對韌帶和關節軟骨造成壓迫，除此之外，腳趾、脊椎還有可能因此變形。

但是大家很少會將膝蓋痛與穿高跟鞋聯想在一起，直到突然有一天膝蓋痛起來，變得很難穿上高跟鞋時才會知道。這種情況和揮霍無度地把信用卡刷到額度全滿差不多，因此重點應該是在到達極限之前好好照護膝蓋才對。

爲何女生
比較容易前膝蓋痛？

　　女性天生構造骨盆大，所以腿部會稍微向外彎曲，只要膝蓋稍微向內轉動，對膝蓋骨關節就會造成很大負擔，**所以比起男性，更常聽到女性說前膝蓋疼痛，也比較常發生膝蓋部位的外傷。**因此，女性最好比男性更積極地使用能夠固定好膝蓋骨的護具，並且在做全蹲（Full Squat）這種彎曲接近九十度的訓練時要特別小心。與其說男女應該要做不同的運動，不如說女性即使和男性做同樣的運動，最好也要讓膝蓋少彎曲一點會比較好，我簡單介紹幾個照護女性膝蓋痛症狀的方法。

女性膝蓋疼痛的照護法

① 降低每個動作的運動強度，減少造成損傷的危險。

② 戴上護具，減輕膝蓋的壓力。

③ 上下班時步行或上下樓梯的時間比較長時，最好穿運動鞋來代替高跟鞋。

④ 從初期開始積極使用熱敷、局部消炎藥等較沒壓力的幫助恢復方式。

復原時間更長了，
是因為「老化」

以前一提到「老化」，會覺得這個單字只適用於 60～70 歲以上的人，但近年來大眾開始比較注重健康，很多人都已經知道身體的某些部份其實從 20～30 歲就會開始退化。到了全身機能開始老化的 30～40 歲，膝蓋當然也開始有明顯的老化症狀，下面我用簡單的方式來說明一下膝蓋老化與復原時一定要知道的概念。

✚ 避免讓自己受傷到超出「可復原範圍」

由於人體在 20 多歲時，生育傳承下一代是首要課題，

因此就算需要耗費更多能量，也會設計得讓身體能夠擁有更寬廣的「可復原範圍」，但當身體開始老化時，身體的操作系統就會變得完全不同。隨著年齡的增長，為了能夠有效生存，我們的身體會試著將資源的耗費降到最低，將消耗大量能量的恢復過程設定為最低限度，導致可復原範圍變得很窄，因此身體開始老化時，只要在以前做的運動上增強一點強度或增加一點運動量時，很快就會導致身體受到損傷並引起發炎症狀。

〔圖 1.1〕的上圖顯示，20～30 歲的人由於「可復原範圍」較廣，即使身體機能受損，仍然能夠順利地恢復原狀，當然，如果是嚴重受損（例如從高處墜落導致多發性骨折等），則沒有辦法恢復到原來的功能，就會終生處於殘疾或者功能低下的狀態。

年紀增長後，膝蓋損傷只要稍微大一點就會很難恢復到正常身體機能曲線，就像我們常聽說一些身體非常健康的老人，只是稍微一點點扭傷而已，就永遠沒辦法恢復到以前的身體機能，而且逐漸變得難以自由行動。

● 圖 1.1 可復原範圍

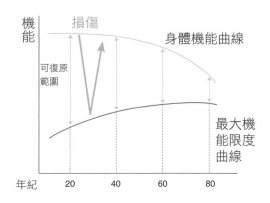

20 ～ 30 歲年齡段的損傷復原
可復原範圍較廣，範圍內的損傷也較易恢復到
正常曲線。

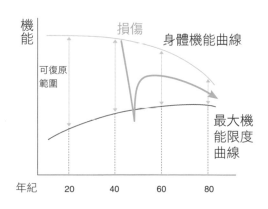

40 歲以後的損傷復原
即使受到相似程度的損傷，也很容易超過最大
機能的極限，且損傷後很難恢復到正常曲線。

● 圖 1.2 傷口癒合的過程

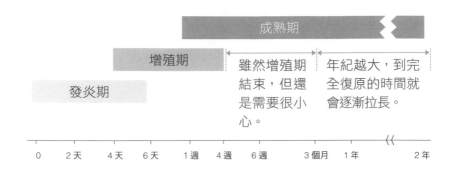

成熟期

增殖期

雖然增殖期結束，但還是需要很小心。

年紀越大，到完全復原的時間就會逐漸拉長。

發炎期

| 0 | 2天 | 4天 | 6天 | 1週 | 4週 | 6週 | 3個月 | 1年 | 2年 |

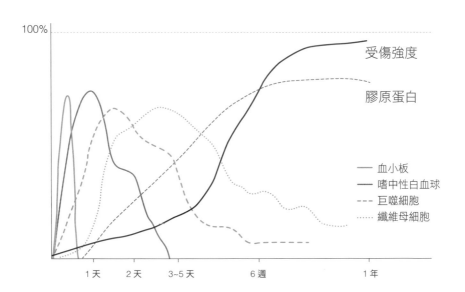

100%

受傷強度

膠原蛋白

—— 血小板
—— 嗜中性白血球
--- 巨噬細胞
······ 纖維母細胞

1天　　2天　　3~5天　　　6週　　　　　1年

✚ 確保足夠的「疼痛照護時間」

「疼痛照護期」是描述損傷恢復時間的理論。無論身體的哪個部位遭受損傷，都需要有足夠的時間讓該部位不再有疼痛感，讓損傷部位復原，可惜隨著年齡的增長恢復時間會漸漸拉長。

我們可以從〔圖 1.2〕圖表來看看傷口癒合的過程。身體損傷後血小板（Platelet）會立即出現，讓血液停止，接著白血球就會聚集起來，開始發炎期。白血球是負責免疫反應的細胞群，其中名為嗜中性白血球（Neutrophil）的細胞會最先聚集起來，分解病原體並吃掉之後，接著巨噬細胞（Macrophage）就會處理死掉的組織。從這時候開始，身體就會開始有新的組織再生，血管也會新生，接著纖維母細胞（Fibroblast）中產生的膠原蛋白逐漸增加，傷口就會慢慢恢復到受損傷前的強度（Strength）。

問題在於經過 1 週左右的發炎期，當疼痛感幾乎消失的時候，我們就很容易認為傷已經好了，但是從圖表中我們可以看到，要想完全恢復到以前的水準，其實還需要幾個月到一年。也就是說，雖然已經不痛了，但要記住還有

一段不正常的時期。如果因為疼痛感消失就立刻按照原本的方式活動的話，很容易就會再受傷。那麼，什麼程度才叫做完全痊癒呢？我認為只要以前做過的所有動作都能夠無痛而完美做出來的時候就算是了。

即使沒有完全恢復也還是可以進行日常活動，如果都不動，反而周圍的正常組織和肌肉會退化，更不利於機能的恢復。**平常活動時沒有再出現疼痛感，進到成熟期後恢復 80% 左右的 6 週至 3 個月左右的時間被稱為「疼痛照護期」，如果想要讓身體復原，一定要記住在這段時間絕對不能太勉強**，如果因為太快恢復運動而導致膝蓋再次出現疼痛的症狀，那就必須從頭開始修復。

從發炎期開始到 6 週為止，隨著膠原蛋白的增加，傷口部位的強度會恢復到 80%，但之後的好轉情況會逐漸趨緩，正如上圖內所見，一年後也只能恢復到 90%。如果膝蓋上這樣的部分越來越多，那麼最終整個膝蓋都會變得很脆弱。同樣的部位再度受傷是導致難以復原的主要原因之一，還有隨著年齡的增加，復原時間也會拉得更長。

膝蓋痛
一定是有原因的

　　我們歸納一下重點，如果某個部位持續疼痛好幾天以上之後好轉（經過發炎期進入增殖期或成熟期），為了讓受傷部位能夠順利復原，至少需要 2～3 個月以上的照護，讓身體不出現疼痛的感覺。**但如果因為沒有疼痛感，就開始進行運動，然後又感到疼痛，這種模式反覆出現的話，最終將會造成退化性的變化。**

　　這已經不是單純不要做誘發損傷的運動而已，就算是要做些對膝蓋有益的運動，也要盡量避免容易產生疼痛的動作和姿勢。如果經常做一些會讓身體產生疼痛的動作，

那麼疼痛發生的時間間隔就會越來越短，之後即使做強度比之前還要弱的運動，也還是會出現疼痛的症狀。雖然病患常會說自己什麼都沒做就又開始痛了起來，但詳細詢問的話，通常都是病患做了其他運動或者維持了不好的姿勢，會痛一定是有原因的。

如果會痛就不要忍耐，這單純只是運動量與健康的關節不成正比。何況即使做了相同的運動量，你們認為避免疼痛地做著運動和傻乎乎地忍耐著疼痛做運動的這兩種情況中，哪一種比較有可能造成「退化性關節炎」呢？當然是後者。

尤其隨著年齡的增長更是如此，所謂「堅持運動到極限，身體的機能就會變好」這種事只適用於身體恢復力在巔峰狀態的 20 歲出頭年輕運動員而已，而且這並不意味著連運動都要做到誘發疼痛症狀的程度。與其問做什麼運動或者做多少運動會造成退化性關節炎，更重要的其實是「忍著疼痛做運動的時間」總量是多少。

關節很誠實，發生問題的時候就會發出有問題的訊號，好轉了也會發出現在可以做運動了的訊號。它會透過疼痛

來發出訊號，告訴我們不要做那些對自己身體有害的動作，所以傾聽自己身體的細微聲音，身體說不要做什麼，就絕對不要去做，這就是能夠讓膝蓋常保健康的核心。

骨骼和骨骼相連的地方稱為「關節」，我們身體裡有187個關節。膝蓋關節幾乎沒有肌肉覆蓋，很容易就可以用手觸摸到；相反地，臀部關節與膝蓋關節不同，有厚厚的肌肉支撐著，所以用手比較難以直接觸摸到，而臀部關節比膝蓋關節更加穩定。

〔圖1.3〕是標示出膝蓋結構的圖片。膝關節是指上方的股骨和下方的脛骨相接處形成的關節，多虧了這個關節，膝蓋可以前後彎曲伸直。股骨末端有關節軟骨，可防止兩根骨頭直接接觸，脛骨上有兩個半月上軟骨板（半月軟骨），中間的前十字韌帶與後十字韌帶交叉成十字形，連接著兩根骨頭。十字韌帶的作用是防止下側骨骼的脛骨掉落至股骨的前面（前十字韌帶）或後側（後十字韌帶），另外為了防止脛骨向兩側脫落，在膝內側（膝內側韌帶）和膝外側（膝外側韌帶）分別由兩個韌帶來固定住。

股骨前面是倒三角形的扁平膝蓋骨，膝蓋骨的上方是

● 圖 1.3　脆弱而細膩的關節，膝蓋

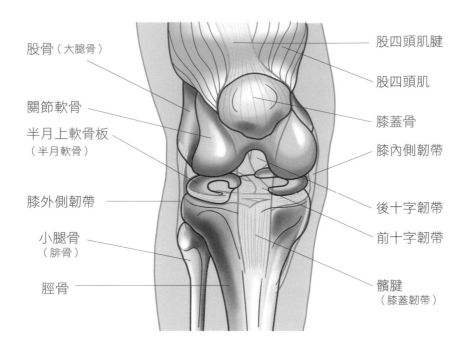

股骨（大腿骨）

關節軟骨

半月上軟骨板
（半月軟骨）

膝外側韌帶

小腿骨
（腓骨）

脛骨

股四頭肌腱

股四頭肌

膝蓋骨

膝內側韌帶

後十字韌帶

前十字韌帶

髕腱
（膝蓋韌帶）

股四頭肌，由下方的髕腱（膝蓋韌帶）緊緊抓住。膝蓋骨
除了具有保護膝蓋的作用外，還附有大腿內側伸直膝蓋時
所需的肌腱（股四頭肌腱），讓人可以用比較少的力氣就
能伸直膝蓋。膝蓋骨就像是從大腿四頭肌腱連到膝蓋肌腱
的停留站一樣，有膝蓋骨的緣故，比起用大腿四頭肌腱直
接連接脛骨的力量，人類只要用很小的力量就可以把雙腿

伸展開來。

通常說到膝關節，我們只會想到股骨和脛骨之間的關節，但其實大腿骨和前面膝蓋骨之間的膝蓋大腿關節也是膝關節。當我們走在平地上的時候這個關節不怎麼需要用力，但是當我們要上下樓梯或是坐下、站起來，甚至是蹲下時，就會承受很大的壓力，因此如果做這些動作導致關節經常損傷的話，就會引發關節炎。

我們可以用在椅子上放著兩個圓球的樣子來比喻膝蓋的結構。光是用看的也會覺得很危險吧？我們想像一下，把沒有靠背的兩個椅子（脛骨）貼在一起，再放上兩個坐墊（半月上軟骨板），然後分別放上一顆籃球（股骨最下端、股骨內側髁和股骨外側髁）。當椅子晃動的時候，球就會亂滾，為了不讓球掉下來，起到抓住球這個作用的就是韌帶（Ligament），韌帶是連接骨骼和骨骼之間的重要構造。

「靭帶和軟骨」，
是膝關節堅實的助手

　　膝蓋上這種不穩定的骨頭結構靠的是用強大的靭帶來抓住，因此膝蓋的靭帶比其他關節的靭帶更多也更粗。靠著這樣的結構，膝蓋除了單純的彎曲和伸展動作之外，脛骨還可以向兩側與前後移動，也可向內或向外旋轉等做十二種方向的移動，可以彎曲、伸直、向內轉以及向外轉。

　　關於軟骨，我們還需要做進一步的了解。關節是骨頭和骨頭相接的部分，所以每次移動時如果骨頭之間有碰撞，就會對骨頭造成很大的衝擊。因此，骨骼之間相接的部位有個叫做「軟骨」的軟骨頭，它同時也叫做「關節軟骨」，

厚度通常在 1 公分左右，軟骨可以吸收衝擊的力道，讓關節順暢地運動。軟骨誠如其名，它只是沒有骨頭那麼硬而已，但實際上是象牙色堅硬光滑的組織，如果受損或退化，就會慢慢變得柔軟、裂開，最後會凹陷下去。

關節軟骨不太能承受壓力，當壓力很大時，就會逐漸消失彈性，厚度也會變薄，向四處裂開，導致它無法發揮應有的功能，但如果完全不運動，身體無法正常得到養分時，軟骨也會遭到破壞。所以我們要適當運動，就能夠健康地使用軟骨，但軟骨的問題是它無法自行再生，當它退化之後，就沒辦法恢復了，因此我們必須提前預防，避免軟骨退化。本書中介紹的所有方法，最終都是為了保護這個「關節軟骨」，這點希望讀者們一定要記住。

脛骨與關節軟骨不同，它的最上方放著兩個扁平新月模樣的半月上軟骨板（半月軟骨）。半月軟骨板是前面提到椅子和籃球例子中「坐墊」的部分，雖然中間和凹陷的甜甜圈坐墊相似，但裡面軟骨板的末端是斷開的。外面的軟骨板幾乎是連接在一起，但裡面的軟骨板只有一半而已。

● 圖 1.4 半月上軟骨板結構與損傷時的圖示

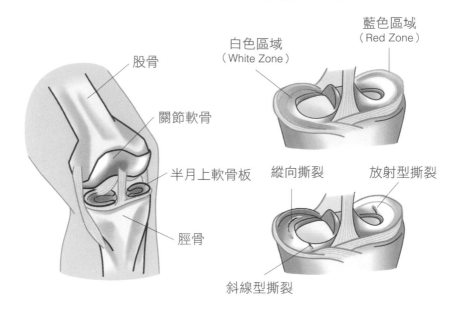

半月軟骨很堅硬，在側轉膝蓋時也不會撕裂，並可吸收膝蓋所受到的衝擊，讓關節能夠靈活移動。此外，它與關節軟骨不同，半月軟骨不是固定在骨骼上，而是附著在關節囊（圍繞著關節的口袋，裡面裝有關節液）上，與關節一起移動。因此如果膝蓋受到過度的壓力時，軟骨板有可能會撕裂，尤其是關節膜上的邊緣（藍色區域）比較能夠順利供應血流，所以即使撕裂也能夠重新黏在一起，但是裡面（白色區域）沒有血管，如果撕裂就很難恢復了。

明確指出
膝蓋疼痛的部位

✚ 最常見的症狀，疼痛

肚子痛時，通常很難準確地知道哪個部位有問題，但膝蓋的話，痛的部位就是最大的問題。所以去診療室之前，可以先用食指尖按壓膝蓋周圍附近，找出最痛的地方並做上記號，醫生就能更容易診斷出問題。

膝蓋前側疼痛時，通常是膝蓋骨周圍（大腿四頭肌、髕腱、膝蓋大腿關節）有問題，膝蓋後側疼痛時，則較多是半月上軟骨板後側出現問題；膝蓋內側疼痛時，通常是關節軟骨或內側軟骨板出問題，但如果是膝蓋外側疼痛，

那麼問題可能就在外側的肌腱和軟骨板、韌帶。

膝蓋痛而就醫時，最好用手一一指出是哪裡最痛，通常問題就在於那些部分的肌腱、軟骨板和骨頭等，讓醫生能夠診斷正確的部位是解決問題的開始。

✚ 膝蓋浮腫積水

膝關節裡面原本就有幫助潤滑的關節液，膝關節腫到肉眼可見通常是因為關節液增加或者膿血淤積導致。如果將關節囊比喻為裝入適當水量的氣球，關節浮腫則類似於裡面的水增多而膨脹起來，當關節內的構造撕裂出血或組織受損發炎時，關節就會浮腫。如果覺得整個膝蓋痠痛，而且行動變得困難，那就是膝蓋腫起來了。但若是有點不確定的話，可以目視比較一下雙膝的狀態，正常的膝蓋可以明顯看到膝蓋骨骨骼的邊界，但當膝蓋浮腫時就沒辦法看清楚了。

十字韌帶（防止脛骨前後脫落的韌帶）或者軟骨板撕裂、骨頭受傷的時候，浮腫會變得更嚴重，這是因為當關節內充滿血液，關節發炎或軟骨板、十字韌帶等結構受損

時，關節液就會增加，以發揮出更好的潤滑作用。

　　若是受傷沒有太嚴重，稍微腫個 1～2 天通常就消下去了，但運動時如果時常發生這樣的情形，就很容易在無意中忽略，但要注意的是這其實並不是受傷初期的訊號，而是接近最後警告的訊號。如果在這個時候沒有採取任何行動，很可能就會出現退化性關節炎、肌腱炎或軟骨凹陷損傷等。請記住，如果是那種放任不管也會自行完全恢復的問題，那麼膝蓋絕對不會腫起來。

✚ 膝蓋發出的奇怪聲音

　　肌腱與周圍組織碰撞時發出的聲音就算大到旁邊的人都能聽見的程度，也不是需要治療的問題。但蹲下又站起或者上下樓梯時也會發出聲音，是因為膝蓋骨下方的軟骨之間產生碰撞或者因為軟骨磨損，關節面變得凹凸不平，而出現骨頭卡住導致摩擦加重。

　　試想一下貨車鐵軌吧！火車的輪子要正確開在鐵軌上才能平穩行駛，如果鐵軌變形了，那個區間就會發出劇烈的摩擦聲，或者是車輪生鏽之後變得凹凸不平時也會這樣。

所以當膝蓋變成那樣的時候，就表示膝蓋已經開始急劇磨損，而其中最具代表性的問題則是「關節炎」。

大家都會覺得「之前明明就還好好的，為什麼會突然變成這樣呢？」但是已經跑過幾 10 萬公里的鐵軌，一旦出現問題就會瞬間毀掉。軟骨也一樣，所以即使是小小的訊號，能夠敏銳地捕捉並進行治療也很重要。雖然通常我們會認為，只要沒有發出聲音或者疼痛就不是什麼問題，但如果哪天突然開始發出聲音，最好將它視為軟骨損傷的初期訊號並且乖乖接受醫生的診斷。

✚ 突然劇痛而且關節卡卡的

平時明明好好的，但在做特定動作的時候，膝蓋卻像被什麼東西卡住一樣，動起來非常痛。這種被稱為鎖住（卡住）現象，這是因為破裂的軟骨板夾在關節之間或者軟骨碎片在關節內轉來轉去時被卡住所造成的，大部分隨著卡住的部分回到原位之後，症狀就會消失，但如果反覆出現症狀時，最好透過手術去除軟骨碎片或者切除撕裂的破碎部分來解決。

這個症狀代表性的病症是剝離性骨軟骨炎（Osteochon dritis Dissecans），是指膝蓋內的關節軟骨破裂，剝離後在關節內轉動，而這些掉落的碎片隨著時間的流逝，會和其他組織黏在一起變得越來越大，除此之外，當關節膜發炎的時候，關節內就會出現漂浮的碎片。

膝蓋疼痛時的急救方法

　　除了膝蓋以外，我們最好了解一下外傷時必備的四種應急處理方式，這四種方式通常被統稱為 RICE（Rest 休息、Ice 冰敷、Compression 壓迫、Elevation 抬高）。

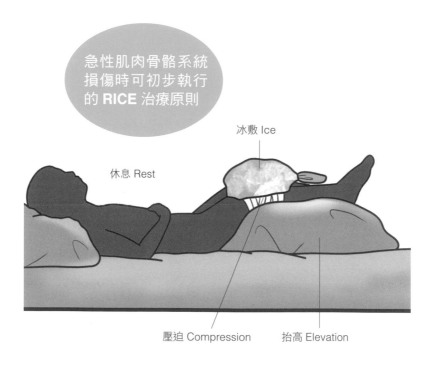

急性肌肉骨骼系統損傷時可初步執行的 **RICE** 治療原則

冰敷 Ice

休息 Rest

壓迫 Compression　　抬高 Elevation

休息 Rest

很重要的是絕對不要做那些會導致疼痛的動作，在健康時對身體有幫助的動作，在生病時可能反而有害，所以不要堅持持續運動，要等到恢復才能再做這些運動。

但這也不是叫我們完全不要動，畢竟我們還得上班，也要和別人見面，所以我建議可以將患部做適當的固定，纏上彈性繃帶或戴護膝可讓患部不至於更腫；若有需要亦可拄拐杖輔助。如果持續刺激患部，不僅無法很快痊癒，連恢復力都會下降。

冰敷 Ice

如果突然受傷或疼痛，一定要冰敷或熱敷，壓迫和冰敷對緩解浮腫部位的效果最好。冰敷可以減緩細胞代謝，減少發炎的熱感和浮腫，並且能夠使血管收縮，減少內部出血，肌肉痙攣也會得到緩解。通常在受傷後的 48 至 72 小時內最好進行冰敷，之後再用熱敷來幫助血液循環。

但也是有例外，像是第一次受傷後的 2～3 天內移動了患部，導致進一步的受損或腫脹時就要繼續冰敷，因為進

一步受損這件事讓損傷的時間發生了變化，因此需要再次冰敷 48 至 72 小時。當患部持續浮腫時，表示內部結構受到嚴重損傷（如前十字韌帶斷裂等），無法透過冰敷或壓迫等方式來解決，就要一邊進行冰敷，一邊盡快到醫院，因為正確掌握疼痛原因非常重要。

壓迫 Compression

　　如何纏緊彈性繃帶才能保護好患部呢？首先要以腫脹部位為中心來進行壓迫，因為那個部分就是受損的部位，因此要固定好讓它不要動。如果一直動到的話，就難以快速復原。纏彈性繃帶的時候要纏繞住膝蓋骨上方與下方，尤其是要以腫大的部位為中心來充分纏繞，以免整個膝蓋移動。雖然沒有特別好的纏繞方式，但基本上纏繞時讓重疊部位為三分之二左右即可。

　　彈性繃帶如果纏得太鬆，壓迫就會不夠，因此每轉一圈的時候要稍微再拉緊一點，就可以完全壓迫住患部。相反地如果纏得太緊，會造成血液無法流通，小腿的地方會開始發麻、浮腫。當小腿下部開始發麻或腫脹時，應盡快鬆開繃帶，把腿部抬高並觀察。如果 12 小時後仍然覺得發

麻、血液不通、走路會一拐一拐的，或者即使解開了彈性繃帶也還是發麻的話，那就要去就醫了。

　　當纏上彈性繃帶後走路或者彎起腿來再伸直時，彈性繃帶會逐漸鬆動，壓迫的效果就會下降，這時就要重新纏。若是覺得每次都要一直重新纏彈性繃帶很麻煩的話，可以直接戴上護具。特別是在需要冰敷的前 2 ～ 3 天裡，都要持續用彈性繃帶或護膝施加壓力固定。

抬高 Elevation

　　身體的血液會受到重力的影響向下流動，當膝蓋受傷時，血液會積存在下面或者難以循環，因此受傷的部位要抬高至心臟高度，躺著且在膝蓋下面墊上枕頭，膝蓋高於心臟時，血液就能稍微快速地循環，幫助消腫。

　　我們大部分的日常生活時坐著、站著或走路等，膝蓋都會低於心臟，所以如果膝蓋受傷了，可以在冰敷後纏上彈性繃帶，或者戴上護膝，盡可能地讓自己少走路或者做運動，那麼膝蓋就會開始慢慢復原，當然也別忘了去醫院接受正確的診斷。

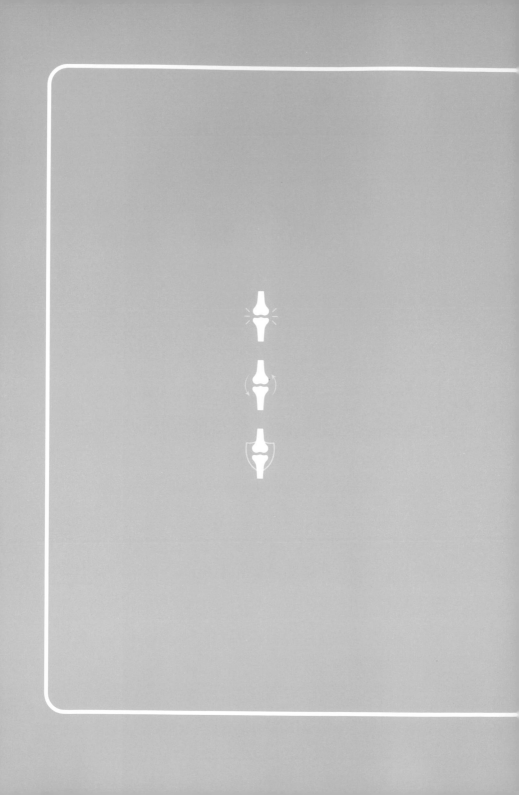

膝蓋痛該怎麼辦？

膝蓋需要的不是「治療」，
而是「治癒」

　　一直到近年來，骨科或疼痛醫學科主要進行的都是「治療」。我們在這裡先來看一下「治療（Treatment）」和「治癒（Healing）」的差異吧。以下是我在韋伯（Merriam-Webster）字典中查找的定義。

treat 治療

：to care for or deal with medically or surgically
以內科或外科（藥物或手術）方式來照護或處理

heal 治癒

1. a、to make free from injury or disease：to make sound
   or whole

   擺脫（消除）損傷或疾病：使（患部）健康
   或完整

   b、to make well again ： to restore to health

   （患部）重新復原：恢復健康

2. to restore to original purity or integrity

   恢復到原來最初或最完整的狀態

「治療」與「治癒」主要有兩個區別。第一，「治療」並不包括一定會使患部恢復正常，治療的結果可能會讓患部恢復正常，但也有可能不是恢復正常。第二，「治療」是藥物（medically）或手術（surgically）的主要手段，相反地，不使用藥物、手術的方式就不是治療，治療是損傷後透過藥物或手術來介入處理。

但「治癒」的目標則是恢復正常，因此，雖然在生病或受損時也會介入處理，但大部分的時候都是在那之前就開始

介入的。

　　根據想要達成的目標，會決定是進行「治療」還是「治癒」。我是學習以傳統醫學作為治療的人，但是比起治癒，治療上有更多的情況是讓患部無法完全恢復正常或還是會復發，因此最終我得出了以「治癒」為目標的結論，雖然治療和治癒之間也有重疊的部分，但最大的差異點在於「什麼時候介入」。

疼痛初期
該如何先自我檢視？

　　當膝蓋出現問題，就會立即開始感覺到疼痛。因此在去醫院之前，最好能夠準確地了解自己疼痛的部位，那麼醫生就更容易診斷出問題出在哪。頭痛或肚子痛的時候，就算準確知道疼痛的位置，也很難確認是什麼病或做出診斷，因為身體內部有許多臟器，誘發疼痛的因素也各式各樣，因此除了問診之外，還需要做不同的檢查。

　　與確認疼痛位置同樣重要的是，患部是否為是因為受傷（外傷）所引起的疼痛，有外傷和沒有外傷的情況在診斷病名時完全不同。如果是從高處墜落、交通事故或者在

運動中受傷時，會導致組成膝蓋的三塊大骨頭（股骨、脛骨和膝蓋骨）骨折或者中間的韌帶、肌腱斷裂。而韌帶、肌腱斷裂的時候，會發出「喀啦」的聲音，就像是橡皮筋斷了一樣。受傷的部位會立刻腫到很難踩著地板踏步。十字韌帶等關節內的構造物破裂或者骨折到關節內側時，關節會腫起來，膝蓋也會整個腫脹，變得行動困難。

如果受到外傷後出現這種症狀，最好用彈性繃帶纏住浮腫的部位進行壓迫，然後不要勉強踩踏地板，儘快拄著拐杖或請人幫忙攙扶著直接到附近的骨科拍X光片，而且因為X光片無法看到韌帶損傷，所以可能還會需要做核磁共振造影（MRI）等精密的檢查。

之所以要快速且準確地處理外傷，是因為如果不及時治療，就很有可能會發生退化性關節炎等後遺症，而且如果放任因外傷導致變得不穩定的關節，那麼膝蓋軟骨就會急劇磨損。

最終診斷膝蓋疼痛最重要的是①是否外傷，②可以用手指正確指出來準確的患部這兩點。

去醫院前要自己先確認的疼痛史

○ 膝蓋的哪個部位最疼？（用手指指出）

○ 什麼時候開始痛的？

○ 是什麼樣的疼痛感？

○ 是過去曾經接受治療過的部位嗎？

○ 家人中有同樣症狀（遺傳）的人嗎？

○ 疼痛的程度在一到十（無法忍受的劇烈疼痛）之間
　 會選擇哪個？

○ 有從事運動嗎？在做什麼運動呢？

○ 在什麼樣的姿勢以及什麼樣的狀況下會更加疼痛？

○ 平時習慣的姿勢是？

○ 最近有新開始做的運動、工作或姿勢嗎？

什麼時候應該前往就醫？

　　請看〔圖 2.1〕的色標，九號是全白，而一號是全黑，但不是只有白色和黑色這兩種顏色，它們之間還有非常多樣的光譜灰色地帶，你猜到我要說什麼了嗎？

　　沒錯，九號的白色是正常的，一號的黑色是關節炎，但大部分的醫生和許多病患都是直到變成一號的顏色才開始注意和進行治療。實際上，從九號到二、三號在 X 光片上的顯示都是正常的，所以從現有的治療觀點來看並沒有問題，因此也不需要治療。很慚愧，但我其實也曾說過：「從 X 光片看起來好好的，所以不需要做什麼」，但這其

● 圖 2.1　正常關節和嚴重關節炎時的Ｘ光片

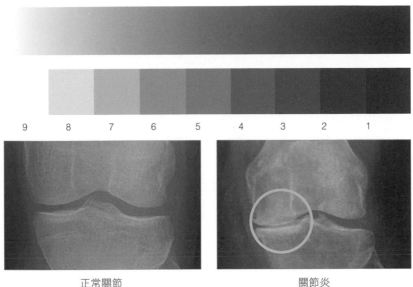

正常關節　　　　　　　　　　　關節炎

實不應該說是「沒有任何問題」，而應該說是「還沒嚴重到會出現在Ｘ光片上的程度」。

　　從上面的Ｘ光片來看，左側是正常的。白色的部分是骨頭，上下骨骼的邊界線都連接得圓潤整齊且沒有稜角，而上骨骼和下骨骼之間的黑色空間，也就是軟骨板的左右間隔也保持得很相似。但是右邊的Ｘ光片則有嚴重的關節炎，尤其是從圓圈標記起來的中間關節部分來看，骨骼整

體凹凸不平且白白的，骨骼之間的空間也非常狹窄，這就是關節軟骨和軟骨板全部都受損的關節炎 X 光片。

關節軟骨受損時，上方的衝擊會原封不動地傳到軟骨下面的骨頭，然後受到壓力的骨頭會變得更硬，在 X 光片上就會顯得更白。骨頭在承受壓力時會變得更硬，而且為了承受更大的壓力，就會長得更大，關節膜也會跟著擴大，當這樣長出來的骨頭刺激到周圍的軟組織，那麼即使不做什麼動作也會產生疼痛感。問題是這種情況雖然會持續很長的時間，也有症狀出現，但直到疼痛變得很嚴重為止，從 X 光片上都看不出來。當然如果用 MRI 來判讀的話，可能會更早發現，但是當以黑白光譜為基準時，大概只是二、三號的程度而已，這點應該能夠充分解釋為什麼很多醫生會說「MRI 沒有任何異常」。

雖然近年來已經常使用 MRI 來判讀，但如果在一至九號中看到的顏色是二至三號，那就還是屬於灰色地帶，所以治療計劃也應該轉變為「現在從 X 光（或 MRI）上還看不出變化，這是能夠恢復正常的最後機會」才對。目前很多醫院都會在 X 光（或 MRI）上明顯看到發炎或損傷之後

才會積極進行治療，但是越接近一號，就越難回到九號，相反地，其實在第七、八號的時候，只要稍微努力一下，就能重新接近九號了。

「明知道之後會惡化，但現在看起來是正常的，那就等真的出問題再說吧！」這觀念是對的嗎？我們應該掌握病情目前在哪個階段，並努力恢復到正常的水準不是嗎？

那麼什麼時候該讓患部恢復呢？我講了一大串來解釋，但其實只要稍微痛，也就是覺得好像脫離了正常狀態的九號，就請盡快處理，不管是冷、熱敷也好，休息也好，當然，接受專業的治療更好。在這個階段只要進行非常基本的治療，就會大幅好轉了，而且如果不喜歡化學藥物，還可以使用天然的消炎藥。我認為骨科不該是出大問題的時候才去，而是從一生病的時候就該去的地方。在這裡讓我介紹一句非常古老，但卻依然很有效的諺語。

Prevention is better than cure.
預防勝於治療

去診所好還是大醫院好？

骨科的專科醫院的確比以前多了，但是隨著這些醫院如雨後春筍般冒出，那些會推薦做昂貴的非健保微創手術或一般手術的醫院也變多了，這其中到底哪家醫院會保護我的膝蓋呢？

如果某個部位是第一次出現疼痛症狀，那麼可以先去社區裡的小型私人診所看看。就算是社區的骨科診所，基本上也會有 X 光這種強大的篩選工具可以鑑別出嚴重的問題，而且也不能忽視每天看數十名病患的醫生老經驗。

此外，近年來許多社區的骨科診所都配置了診斷用超

音波儀器，當然也許不是教學醫院裡面用的那種最新型機器，但光是透過超音波檢查就能知道很多資訊。根據情況可以進行物理治療或者藥物治療，或者是接受膝蓋玻尿酸注射、增生療法注射、高低衝擊波治療等微創手術。如果不是外傷或腫瘤，幾乎沒有需要緊急手術的情況，所以我建議大家可以到有超音波設備的社區骨科診所先確認，從問題發生初期就開始積極接受治療。

✚ 私人醫院 / 診所

如果醫院在一個地方開業達 5 年以上，醫生是在專業領域具有 10 年以上診療經驗的人，而診療室中還放著最新的專業書籍或相關學會雜誌，那就更棒了。但即使是私人醫院，也要注意可能會有經常更換醫生、病患太多導致診療毫無誠意、諮詢的醫生和做手術的醫生不同，或是著名醫院聘請的鐘點醫生時常更換的情況。

✚ 綜合醫院

當在私人醫院看診後完全沒有好轉，或是被建議做核

磁共振造影（MRI）等精密檢查時，就要去大型的專科醫院或綜合醫院。綜合醫院雖然有能夠找該領域最好的醫生看診的優點，但是預約之後通常要等很久才能看病，基本上是「診療→檢查→接受診療」的系統，所以看一次病可能需要跑三趟醫院，非常麻煩。此外，由於綜合醫院的病患較多，通常診療時間也會在 1～2 分鐘以內結束。還有些教授對診療沒興趣，只專注在自己的論文上；也有些教授除了自己的主要專業領域（例如特定手術）之外，對其他治療抱持非常否定的態度或是完全不感興趣，但是在決定進行大手術之前，一定要先去就診檢查。

✚ 專科醫院

由於上述情況，近期也有很多人會去專科醫院就診。標榜關節或脊椎專科醫院的最大優點是程序快，看病的當天從 MRI 診斷到決定手術都可以完成，而且因為反覆診治特定疾病，所以若是不複雜的手術，醫生的實力可能不亞於教學醫院。此外，專科醫院與在治療上相對謹慎的教學醫院不同，為了減輕病患的症狀，他們的優點是可能會更

積極地為病患進行治療。曾有某家以積極式脊椎手術而聞名的醫院在初期遭到了許多教學醫院教授們的攻擊，但是後來他們提出了成功的內視鏡手術標準，甚至還進軍到國外。然而為了負擔大型醫院的鉅額營運費用而流向商業領域這個部分也是需要承受的。此外，專科醫院還會有醫生經常更換，每個醫生的實力都不一樣的問題。但即使不是醫院院長，只要是在該醫院診療了幾年的醫生，其實就很值得信賴了。

急性疼痛和慢性疼痛

去醫院時候，醫生通常會問是從什麼時候開始感到疼痛的；在幫病患檢查時，從什麼時候開始出現的疼痛是很重要的因素之一，因為治療方法和照護方式也會有所不同。

✚ 急性疼痛

剛出現不久的急性疼痛（一般在 4 週內）伴隨急性發炎，帶有強烈的警訊。透過發出疼痛訊號來防止組織更進一步受損，在開始復原的時候就會出現急性的疼痛，而且在作為警訊的作用結束之後，疼痛感就會消失，因此在這

段不長的時間要專注尋找疼痛的原因，找到了就要滅火（消炎）。

　　所幸膝蓋問題並不難找到是哪個部位引起的，因為基本上就是疼痛的部位出狀況了。在剛開始出現症狀的時候，就要盡量避免讓患部產生負荷，也就是小心避免讓患部產生疼痛，那麼急性疼痛會自動消失，受損的組織也會慢慢癒合。

　　急性發炎是組織損傷引起的恢復反應，基本上有紅、腫、痛、熱等四種症狀（發燒、發紅、腫脹、疼痛）。

　　但我們也很容易因為這點而對疼痛置之不理，以為稍微痛一下就沒事了，所以就自然地忽略過去，繼續做原本的動作或運動。像這樣在疼痛完全消失之前再次移動導致患部又受損，或者疼痛感雖然消失，但在完全癒合（正常化）之前又讓相同部位反覆受損的話，情況可能就會有所不同，可能會演變成「慢性疼痛」。

✚ 慢性疼痛

　　反覆急性疼痛也被稱為慢性疼痛（完全癒合後再次出現急性損傷時），大部分是組織本身逐漸改變性質，持續疼痛的情況稱為慢性疼痛。慢性疼痛在顯微鏡下觀察組織時，也與急性疼痛有著完全不同的形態，看到的發炎細胞比急性發炎時要少了許多，卻充滿了退化性的變化。因此，雖然也要尋找引起慢性疼痛的原因，但首先必須治療疼痛本身，再生治療比消炎更重要，所以引起慢性疼痛時，不稱為「肌腱炎（Tendinitis）」，而是稱為「肌腱病變（Tendinopathy）」。

　　如果把身體比喻為建築，那麼急性發炎就是著火了的建築，慢性發炎是需要重建的建築，對前者來說滅火（消炎）很重要，但對後者來說，補強（再生）裂開的部分更重要。所以去醫院之前，我們要先了解疼痛是從什麼時候開始出現的，是不是同一個部位反覆出現多次的疼痛等。此外，如果不能正確地照護好急性疼痛，那麼就會發展為慢性疼痛，所以盡量在急性時把傷治好很重要。

手術治療與保守治療

近期只要去稍微大一點的醫院,就會用核磁共振造影
(MRI)做精密檢查,當然要是沒有任何異常最好,但若
一旦哪裡有一點異常,就會站在該進行哪種治療的十字路
口上徬徨,不知道該做手術還是進行保守治療。

✚ 手術治療

本來以為只是小事,卻變成要做手術的話,一定會感
到非常驚訝。一般膝蓋的手術治療是指短期住院、麻醉後
在手術台上進行的治療。而治療嚴重關節炎的人工關節置

換術、高位脛骨截骨手術或骨折而必須做的內固定術等，會需要將皮膚切開長一點。若不是上述這些情況，大部分都是透過關節內視鏡進行手術，只要用小到可以插入的微型相機和像管子一樣的小手術工具即可，而且通常都會先進行保守性治療，沒有好轉的時候才會進行手術治療。

✚ 保守治療

那麼保守治療是什麼呢？保守治療指的就是適用於社區骨科診所普遍施用的藥物治療、物理治療、輔具、運動和改變生活習慣等，是早期開處方的重要方法。但是由於診療時間短，運動或生活習慣的改變受到忽略，病患也很難持續接受物理治療，因此通常會先做保守治療，但若是症狀沒有好轉的話，就會用手術來進行治療。

雖然根據診斷結果有所不同，但門診常用的保守治療主要使用注射療法，有潤滑和保護膝關節的玻尿酸注射（俗稱軟骨注射）、用高濃度葡萄糖藥劑緩解損傷部位的疼痛和再生新組織的增生療法注射、抽取病患血液，用離心機分離血小板，注射到關節或損傷部位的高濃度血小板血漿

（PRP-Platelet-rich Plasma）注射、成體幹細胞（自體幹細胞）注射等。其中 PRP 注射需要抽取病患本人的血液，成體幹細胞注射則需要從病患的臀部或腹部抽取脂肪，因此會比其他手術需要更長的時間。除此之外，膝蓋周圍組織損傷或鈣化部位也會使用衝擊波治療。

　　另外，還有透過關節內視鏡進行幹細胞手術或修整軟骨的方法，現在已經可以算是不太複雜、恢復時間很短的手術了。關於治療的詳細內容，我將會在 Part 4 中做更詳細地說明。

我一定要做手術嗎？

　　大部分的人通常是因為小小的疼痛而以輕鬆的心情來到骨科診所，但和自己預料中的不同，被診斷出是關節炎或者聽到必須手術的時候，就會突然感到害怕和排斥。尤其是像現在這種資訊氾濫的時代，我們常會去搜尋自己的症狀和相關手術，而在此過程中，又會反覆出現其他疑問和擔憂，這時候仔細思考幾個問題，可能會對做決定有所幫助。

✚ Q1. 我能在這次手術中得到什麼？

　　在骨科領域中，除非是癌症，否則基本上不會因為不

接受手術而危及生命。通常是透過手術來緩解疼痛，讓自己能夠享受喜歡的活動和運動等，反而與生活的品質更加有關。因此對於是否要進行手術，可以考慮手術會獲得（去除疼痛、預防關節炎發生等）和失去（金錢壓力、手術帶來的不方便、恢復時間、後遺症的可能性等）來慎重決定。

✚ Q2. 手術後不會有後遺症嗎？

沒有任何手術會完全沒有後遺症，有時候手術完之後更痛，或者診斷錯誤時，雖然手術成功了，但症狀依然如故。因此，如果只是為了緩解輕微症狀，最好仔細思考後再決定是否手術。

✚ Q3. 需要多比較幾家醫院嗎？

在第一次去的醫院裡，糊里糊塗地決定做手術，回家後一定會猶豫不決。但我認為這不是一件壞事，我在前面也說明過了，因為手術後可能會有後遺症，所以必須讓自己能夠清楚感受到透過這個手術能夠獲得什麼好處，如果好處不明確的話，也可以聽聽其他醫生的意見。

在骨科手術中，根據目前的不方便與手術後遺症的可能性中，到底更注重哪一邊，只能說不可能沒有矛盾。現代醫學隨著尖端技術的發展，手術或微整形大部分都很安全，但儘管如此，如果病患會感到不安，就不要草率地做出決定，聽聽教學醫院醫師的意見也是個好辦法。

但正如前面所說，教學醫院對手術適應症（透過某種手術期待治療效果的疾病或症狀）通常過於嚴格，在要確定是否進行手術時，可能比較不會考慮到病患現在的不方便。此外，我們應該考慮到專科醫院可能是比較商業化的，或者醫生的水準可能並不一致。

醫生可能會說「應該滿痛的才對，你是怎麼忍住的？」但實際上病患的疼痛也許並不嚴重，因為雖然核磁共振造影（MRI）上顯示有問題，但很多時候患部並沒有疼痛感，且疼痛程度也與損傷程度成正比。因此，我希望大家在骨科門診中不要因為聽到手術就陷入恐慌，要冷靜地比較症狀和手術帶來的不方便、後遺症的程度，再仔細思考這個手術是否值得嘗試，大部分這時候病患都可以做出合理的決定。

常見膝蓋疾病總整理

✚ 肌腱炎 Tendinitis

　　除外傷之外，大部分問題的原因可能在於膝蓋持續用力過猛。那麼膝蓋的許多構造之中，是哪裡會出問題呢？骨骼具有支柱的作用，活動的時候肌肉會收縮，但是發生問題的部位卻通常不是骨頭和肌肉，而是連接這兩者的肌腱部分。「肌腱」顧名思義就是為了有效獲得力量，而長得像繩子的組織。但是當肌腱沒有時間恢復功能，卻又受到很大的壓力或力量的時候，就會細微地撕裂，且該部位會浮腫和疼痛。通常問題主要會發生在接近骨骼的部分，

● 圖 2.2 各部位膝蓋疾病

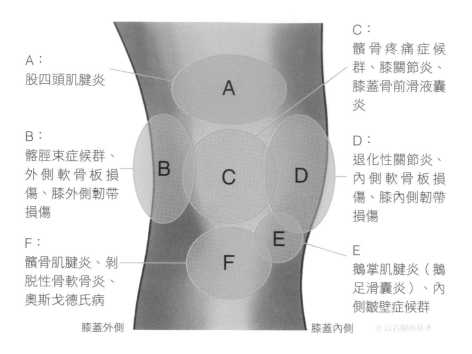

A：
股四頭肌腱炎

B：
髂脛束症候群、
外側軟骨板損
傷、膝外側韌帶
損傷

F：
髕骨肌腱炎、剝
脫性骨軟骨炎、
奧斯戈德氏病

C：
髕骨疼痛症候
群、膝關節炎、
膝蓋骨前滑液囊
炎

D：
退化性關節炎、
內側軟骨板損
傷、膝內側韌帶
損傷

E：
鵝掌肌腱炎（鵝
足滑囊炎）、內
側皺壁症候群

膝蓋外側　　　　　　　　　膝蓋內側　　※以右腳為基準

原因是血液循環不順，所以如果不是外傷而是骨頭疼痛的
話，很有可能是附著在骨頭上的肌腱發炎（肌腱炎）。
當肌腱發炎，該部位就會很難承受力量，運動的執行力
自然會比以前下降，因此運動的話就會發現記錄下降。
通常因為肌腱炎而到醫院就診時，都是該部位已經反覆

損傷導致慢性化，這時候主要會發生退化性變化，而不是發炎，因此與其說是「肌腱炎」，更傾向於「肌腱病變」（Tendinopathy）。

圍繞肌腱的表面（腱鞘，Sheath）疼痛時，又稱為肌腱滑膜炎（腱鞘炎，Tenosynovitis）。肌腱滑膜炎發生時，比起骨骼，肌腱的中間會更痛，但主要發生在手部，俗稱「媽媽手」，因此膝蓋經常被忽略。當然，如果是很久以前就發炎了，那麼經過一段時間發炎症狀會減緩，疼痛或浮腫也會消失，診斷起來可能會有些模稜兩可。因此，如果希望醫生能夠準確診斷，最好從症狀出現的初期就去就醫，確認疼痛部位在哪裡以及有什麼變化。

如果放任肌腱炎的症狀惡化，可能會造成肌腱破裂（Rupture）。但肌腱破裂的原因除了是反覆做骨頭的注射之外，大部分是由外傷所引起的。這裡指的外傷，除了指嚴重受傷之外，也有可能是受到輕微衝擊，例如突然跳躍或者是拿重物，尤其是平時不太運動卻突然活動的情況（特別是高齡人士）、糖尿病病患、風溼性關節炎等全身發炎性疾病病患，或有膝蓋手術病史的情況較容易發生。我也建

議如果沒有受到特別的外傷，但肌腱炎一直沒有好的話，那最好去做超音波檢查。

在這裡我們來了解一下代表性的膝蓋部位肌腱炎「股四頭肌腱炎」、「髕骨肌腱炎」、「髂脛束症候群」以及「鵝掌肌腱炎」。

① 股四頭肌肌腱炎 & 髕骨肌腱炎

膝蓋前側最常見的肌腱問題就是股四頭肌腱炎與髕骨肌腱炎，以膝蓋骨為基準，上面疼痛的話是股四頭肌肌腱炎，下面疼痛的話則是髕骨肌腱炎（又稱跳躍膝）。青少年時期如果不是肌腱，而是附著於肌腱的未成熟骨頭部位突出，那麼膝蓋前方和下部有疼痛的情況，這被稱為奧斯戈德氏病（脛骨粗隆骨突炎）。

② 髂脛束症候群

膝蓋外側疼痛的肌腱炎是髂脛束症候群。髂脛束是連接骨盆的髂骨（腸骨）和脛骨外側的韌帶，它的實際作用類似於肌腱。

這條韌帶很特別地穿過股骨外圓部分（關節隆起），

因此彎曲和伸展膝蓋時，與股骨的摩擦可能會增多，尤其是沒有休息、過度運動下導致大腿肌肉過於緊張或因為O型腿、三七步等不良習慣導致肌肉變短的話，就會更容易發炎。如果反覆摩擦發炎，就會感覺疼痛，尤其是彎曲三十度左右時摩擦更嚴重，疼痛也會加重，因此，如果常在跑步後出現這種症狀，就可以合理懷疑是得了髂脛束症候群。

● 圖 2.3　股四頭肌腱炎、髕骨肌腱炎和髂脛束症候群的發病部位

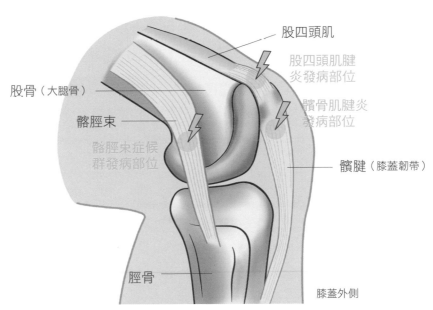

股四頭肌
股四頭肌腱炎發病部位
髕骨肌腱炎發病部位
股骨（大腿骨）
髂脛束
髂脛束症候群發病部位
髕腱（膝蓋韌帶）
脛骨
膝蓋外側

③ 鵝掌肌腱炎（鵝足滑囊炎）

　　膝蓋內側則可能會出現鵝掌肌腱炎。鵝掌肌腱是指膝蓋內側像三個腳趾的鵝腳一樣，由三個肌腱結合的部分。我們可以把這個部分認為是髂脛束的膝蓋內側版本，只是肌腱貼在下面一點，所以下面骨頭（脛骨）突出的部位會很痛，不過比起肌腱本身，這個部位肌腱深處的滑囊也很常發炎。

● 圖 2.4　**鵝掌肌腱炎發病部位**

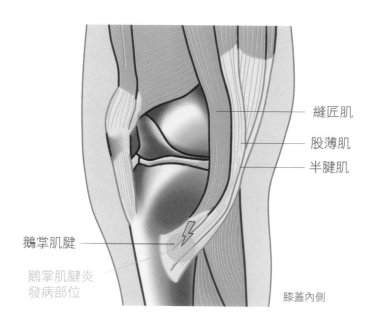

縫匠肌

股薄肌

半腱肌

鵝掌肌腱

鵝掌肌腱炎
發病部位

膝蓋內側

✚ 滑囊炎 Bursitis

前面在肌腱炎的部份，我們講到了一點關於摩擦的問題，其實我們的身體摩擦比較多的部分是每天必須移動數千次的肌腱部位和需要不斷接觸其他部分的骨頭突出部位，如果沒有潤滑的措施，可能很快就會發炎，而起這個潤滑作用的就是滑囊（Bursa）。

滑囊在膝蓋上隨處可見，如〔圖 2.5〕所示，膝蓋骨前端、髕腱前後、股四頭肌下方、鵝掌肌腱下方等都有。但滑囊平時與圖片中不同，它會縮小得非常扁平，但是當因挫傷等直接受到損傷或摩擦嚴重而慢慢逐漸受損時，滑囊本身就會開始發炎、浮腫與疼痛。例如蹲（或跪）在地上擦拭地板時，如果膝蓋骨大量摩擦地板，那麼膝蓋骨前方的滑囊會腫起來，就產生了「膝蓋骨前滑液囊炎」（Prepatellar Bursitis，有人稱它為女僕膝），本來覺得診斷名很複雜，但這樣理解各部位之後，就簡單多了吧？

除此之外，其他的滑囊也與膝蓋肌腱問題有關，因此疼痛的部位也幾乎相同，如果沒有嚴重浮腫，很難分辨到底是滑囊炎還是肌腱炎，所以近年來會透過超音波檢查來

● 圖 2.5　滑囊炎發病部位

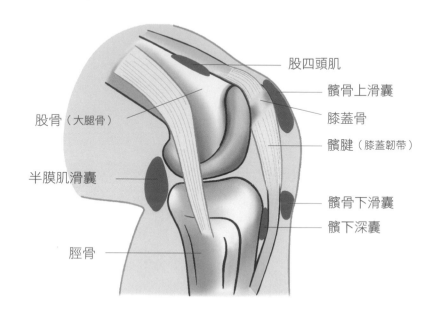

股四頭肌

髕骨上滑囊

膝蓋骨

髕腱（膝蓋韌帶）

股骨（大腿骨）

半膜肌滑囊

髕骨下滑囊

髕下深囊

脛骨

進行診斷。當休息了幾天再運動還是一直不舒服的話，那麼比起等待身體自然恢復，我們更需要的是正確的診斷。如果滑囊炎或肌腱炎變嚴重了，那就要朝緩解患部的發炎症狀方向治療，如果發炎時間過長導致肌腱受損，則要向恢復肌腱的方向治療。此外，打針的時候，如果醫生能邊看著診斷超音波邊注射的時候效果會更好，也能夠盡量減少藥物的使用。

✚ 肌筋膜疼痛症候群 & 肌肉拉傷

若疼痛的原因排除是膝關節引起的，就可以懷疑是肌肉問題。肌肉長時間持續緊張，導致肌肉某些部位結塊並引起疼痛時，稱為「肌筋膜疼痛症候群」（Myofascial Pain Syndrom），發病的主要原因為錯誤的姿勢和壓力等。

肌肉拉傷（Muscle Strain）是肌肉出現細微的破裂，為了保護拉傷的肌肉不要移動，因此會變得很僵硬。如果忽略這些而硬要動的話，最後就會造成大範圍損傷，所以此時應該停止運動。很少因為輕微的運動或反覆的損傷而導致肌肉破裂的情況，通常由於沒有好好熱身就從事跑步、踢足球、打網球等激烈運動或高負重的深蹲等時就會受損，有時候損傷的程度嚴重到能聽到「喀啦」的聲音，也能從超音波上看到肌肉破裂與血液堆積。

通常後側肌肉損傷較為常見，尤其是大腿後側拉傷，小腿後側破裂稱為「網球腿（Tennis leg）」。運動員或是參加運動同好會等活動量大的時候容易發生，建議一定要到骨科進行正確的治療。肌肉與肌腱不同，血液循環良好，雖然會自己好起來，但如果因為疼痛消失就立即恢復運動

的話，很容易再次受損，而多次受損肌肉中的疤痕組織會增加，導致運動的執行力下降。

尤其是以運動員的水準在進行運動的時候，不僅要使用膠帶或石膏等保護措施，還要及時緩解發炎症狀、接受物理治療或衝擊波等專業治療。

✚ 膝蓋半月板軟骨撕裂 Meniscal tear

膝蓋關節橫向兩側各有一個的半月軟骨板，會因膝蓋扭曲的外傷（Twisting injury）而撕裂，但大部分人有時候會因為做出蹲下再站起來等意想不到的輕微動作時，無緣無故地破裂（退化性破裂）。

這個部位受外傷時，關節會慢慢腫起來，然後膝蓋會變得很僵硬。由於症狀不嚴重，可以走路，所以很容易忽略治療而置之不理。但如果繼續像平常一樣運動，經過幾個星期之後，膝蓋會一直浮腫或發出「喀啦」的聲音，或者是膝蓋鎖住（彎曲膝蓋後無法再伸直等）症狀，才會去醫院就診。

退化性破裂的程度比較弱，但相似症狀持續的時間較長。當沒有受傷，膝蓋卻反覆浮腫時，就該懷疑是半月軟骨板破裂。半月軟骨板是橫放的，所以可以沿著上下堅硬的骨頭間之部分關節線用力按壓，如果發現特別疼痛的部位，就是那裡的半月軟骨板有損傷，請到附近的骨科接受正確的診斷和治療。雖然邊緣產生的小破裂可以自行痊癒，但更多時候情況並非如此，因為撕裂的部位可能會對關節軟骨或其他部位造成損傷，有時候還會需要手術，尤其是鎖住症狀嚴重的話，一定要去做 MRI 檢查。

✚ 髕骨股骨疼痛症候群
Patellofemoral pain syudrome

膝蓋疼痛時，通常用手指到處按壓的話，會發現有特別痛的部位。但是膝蓋前部，也就是膝蓋骨部位整體上會痛的時候，按壓也不會覺得哪裡特別痛，只是裡面疼痛程度會有上升的情況。股四頭肌腱炎和髕骨肌腱炎也是膝蓋前部疼痛，但與膝骨上或下部有明顯痛點的情況形成鮮明對比。

● 圖 2.6 膝蓋大腿關節 X 光片

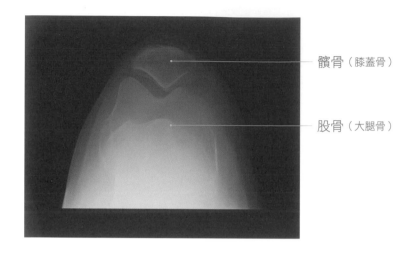

髕骨（膝蓋骨）

股骨（大腿骨）

　　這種疼痛顧名思義就是膝蓋大腿關節產生的疼痛。以 Sunrise view 或 Merchant view（變形 Sunrise view）的特別姿勢拍攝 X 光片，就能看清這個關節。從〔圖 2.6〕的 X 光片來看，下部為股骨（大腿骨），上部像地平線上日出一樣的部分為膝蓋骨。就像在鐵軌上行駛的火車輪一樣，正常來說，膝蓋彎曲伸直時，膝蓋骨不會脫離關節，只會平滑地移動，但是當膝蓋過度彎曲或扭動的時候，膝蓋骨會受到向外伸出的壓力，對關節施加巨大的壓力。特別容易造成問題的動作是長時間坐在電影院裡、小桌子前的姿

勢、爬樓梯的姿勢、跳躍或蹲下的動作，實際上如果出現問題時，做這種動作會導致膝蓋前方的疼痛惡化。

通常由於是關節骨受損，所以也被稱為髕骨軟骨軟化症（Chondromalacia），但該用語並不是指關節表面（關節軟骨）堅硬的狀態，而是在損壞後變得柔軟的意義上，表示軟化或裂痕的病理學用語。就算有髕骨軟骨軟化症也不一定會產生疼痛感，相反地，就算有疼痛感也不一定會是髕骨軟骨軟化症。

髕骨軟骨軟化症的症狀除了膝蓋前部疼痛外，還會出現摩擦音或彎曲膝蓋後伸直會有卡住的感覺。但膝蓋浮腫並不常見，所以如果膝蓋腫起來了，就要懷疑是否為半月軟骨板破裂或者退化性關節炎。膝蓋大腿疼痛終究還是關節所產生的疼痛，如果持續反覆損傷，最後會成為膝蓋大腿關節的退化性關節炎，所以不能放任不管，要提早就開始照護。

✚ 退化性關節炎
Degenerative arthritis

關節是指連接骨骼和骨骼的部分。膝關節由前後股骨—膝蓋骨之間的關節和上下股骨—脛骨之間的關節等兩個關節所組成，股骨—脛骨關節又分為內側和外側，共分為三個隔間。當發炎症狀入侵其中一個以上的部位而造成疼痛、腫脹或僵硬時，就可以懷疑是關節炎。

關節炎大致有三種類型，有我們所熟知的退化性關節炎，也有像風濕病或自體免疫性關節炎一樣的破壞性關節炎，以及因感染或傷害而引起的二次性關節炎。其中破壞性、二次性關節炎屬於特殊情況，在這裡不談，我們只先處理退化性關節炎。

如前所述，**膝蓋問題若不及時治療，最終將會引發退化性關節炎（以下簡稱為關節炎）**，也就是說，幾乎所有關於膝蓋的問題，最終都是關節炎。雖然一般來說透過 X 光片可以診斷出關節軟骨磨損或骨骼形狀變形，但問題是若持續 10 ～ 20 年以上，在臨床上有可能從超級輕症發展成為非常嚴重的症狀。嚴重的時候只要稍微踩一下就會疼

● 圖 2.7 發生關節炎的膝關節

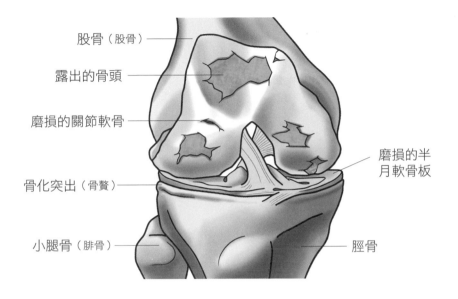

股骨（股骨）

露出的骨頭

磨損的關節軟骨

骨化突出（骨贅）

小腿骨（腓骨）

磨損的半月軟骨板

脛骨

＊**關節炎的類型**

退化性 – 骨關節炎

破壞性 – 自體免疫性、發炎性和風濕性

二次性 – 傷害性、感染性

痛、腫起，膝蓋不能完全彎曲或伸直。另外，也可能會出現 O 型腿的變形，在 X 光片上很容易可以看出嚴重的變形，但近年來放任不管到這麼嚴重的程度才上醫院的人並不多。

〔圖 2.7〕中的圖片是破損的膝關節。關節炎主要會侵入關節內側，因此會導致關節軟骨整體受損，四處凹陷，甚至有的部分會完全露出骨頭。然後我們可以看到半月軟骨板也受到損傷，厚度還變薄了。而因為沒有軟骨，骨頭受到過度的刺激，到處都出現突起（骨贅），膝蓋也會變大，也會產生疼痛感。

當然這不是某天突然變成這樣的，而是在像從溜滑梯上下來一樣依次進行的過程中，從原本顯微鏡才可視的損傷一直到肉眼可見、再到深陷為止，雖然曾經有能夠挽回的機會，但還是很可能會錯過。結構上的變化越不明顯，就越容易挽回，但我們不能因為症狀輕微或是用 MRI 看不見就放任不管，因為如果感覺到有什麼不舒服的地方，那麼一定是因為正在進行這個過程。

預防膝關節老化的四階段

✚ 第一階段：消除 Removal

首先要做的就是找出引起膝蓋出現異常症狀的原因，因為如果不找出原因並改正，任何治療都只不過是暫時緩解症狀而已，所以有人會說「即使去治療也是感覺好一點之後就又開始痛了」。

實際上，初期疼痛只要簡單改正生活習慣和糾正姿勢就能解決了，如果能經常見到病患，就會發現他們導致膝蓋受損的動作幾乎都是固定的。因此在第一個「消除」的階段，為了膝蓋健康必須消除的所有東西（觀念、姿勢等）

都要正確了解並且避免發生。

「認為就算膝蓋痛，只要一邊吃止痛藥，一邊勉強自己繼續登山的話，膝蓋就會變得結實穩固，可以盡情玩到一百歲」，這個想法大錯特錯。此時不適合過度運動，但網路上充斥著錯誤資訊，龐大的健身管理產業洗腦人們進行「過度運動」，實際上最應該消除（改變）的是認為「只要運動就能夠拯救我的膝蓋」這種觀念。

如果用一句話來形容「消除」這個階段的行動要旨，那就是「不要忍痛堅持運動」或者「不要勉強自己」。這是指「不要運動過度」，而不是「完全不要運動」。這觀念用於「治療」中只會影響一小部分，但如果你的目的是「治癒」，這就是占了一半比重以上的重要原則。

✚ 第二階段：重建 Reconstruction

如果成功進行了消除，下一步就是「重建」。無論我們怎麼避免做對膝蓋不好的動作，膝蓋也不可能完全不痛。

重建是膝蓋出現疼痛症狀後，經過發炎期，正式開始

恢復的過程。這時候要盡可能努力讓膝蓋回復到原來的組織，這樣才能減少復發的可能。當發炎持續太久，就要用消炎藥等先去除發炎症狀，如果因慢性發炎而讓患部疤痕積累，那麼就應該除掉疤痕，讓新的組織來代替。除此之外，這個階段指的是去了解能夠消除疼痛、幫助膝蓋重建的多種治療和手術方法等，並且適當接受治療，因此重建可以簡單理解為「盡可能完美地恢復到原本的狀態」。

✚ 第三階段：強化 Reinforcement

如果透過消除、重建塑造了好的身體，那麼就應該努力打造更好的、不易受損的強健身體。同樣地，運動也要根據自身的狀態來調整，有可能是消除對象，也有可能是強化對象。如果不去分辨，一味地專注在「什麼運動對身體好」，就會覺得「明明做了對身體好的運動，為什麼身體卻更差了呢？」。在強化階段，核心重點是「在良好的身體狀況下，用運動來打造出能用上百年的膝蓋」。

隨著年齡的增長，身體的恢復範圍也會變窄，而且身體傾向於只保留最少的資源在身上，所以如果不運動，肌

肉很快就會減少，很難維持肌肉量。因此，在開始運動時，要慢慢增加運動量，不能一次就從一樓爬到一百樓，身體需要相應的時間去適應，而且營養須充分供應。

我希望不要再有因為別人都在做，或是看到電視上說要這麼做，所以不管三七二十一地跟著做，就算出現疼痛感也忍耐著繼續做，最後反覆上醫院，結果卻只能放棄的人。

在選擇要做哪些強化膝蓋運動時，如果只把焦點放在「應該做什麼」上，就無法打造出好的膝蓋。如果單純只是問「膝蓋運動有什麼好處？」，關於這個部分的答案，我們將在 Part 5 中解答。

✛ 第四階段：治癒 Healing

最後，治癒（恢復力）是消除、重建、強化並打造健康膝蓋基礎中的重要概念。治癒要不分階段，隨時隨地進行才會有效，其實就連醫生們也通常都會疏忽這個部分，但我認為這是占膝蓋健康 50% 以上的重要因素。

治癒中很重要的一點是提供充足的原料，讓組織能夠

好好地再生。就像磚頭不夠時，不可能把牆砌好一樣，原料的供應非常重要。其實不僅在重建階段，在消除或強化階段也有可能隨時受到損傷，一旦受損，就要多加攝取蛋白質和好的脂肪，膠原蛋白也特別重要，還要小心會導致發炎症狀惡化的糖指數高的碳水化合物。

但並不是光有材料就能治癒，即使有原料，製造產品的機器也要運轉良好，因此，狀態的管理非常重要。我們幾乎可以說現代人的狀態管理其實就是壓力管理。如果燃燒殆盡了，那就不是去享受一趟假期就就能恢復的了。人類生活在自然中時，從自然裡獲得了恢復的能量，但卻被不過兩百年過度緊密的城市生活奪走了機會。因此，除了冥想、運動之外，透過各種壓力管理，讓恢復力始終保持在一定水準以上是非常重要的。

如果想好好照護膝蓋，請務必記住這四個階段的管理指南，然後根據各自的情況靈活加以運用。

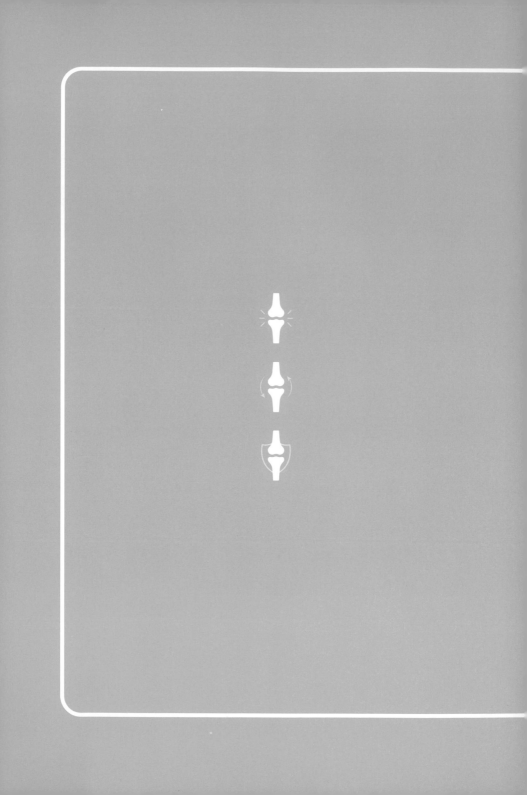

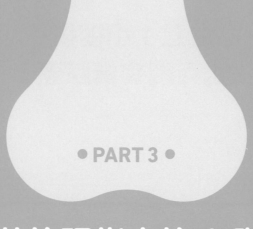

● PART 3 ●

膝蓋管理指南第 1 階段
——消除 Removal
發現並消除引起疼痛的原因！

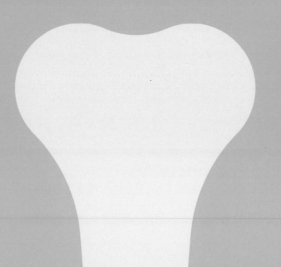

注意！小習慣
也可能會傷膝蓋

我們再重新談談一開始提到的那位 40 多歲友人的故事
（p.14）。為什麼會出現這種膝蓋疼痛呢？我首先詢問了該
病患是否體重上有所變化？或是從事了什麼新運動，通常
新開始從事的運動可能會造成原本已經很弱，好不容易勉
強支撐著的軟骨受傷。這位病患說她正在減肥，我大致上
已經猜到是什麼問題了。**普遍來說，為了減肥而開始的運
動經常會成為疼痛的原因。**果不其然，她說自己剛開始接
觸彼拉提斯、團體健身以及芭蕾等運動。與其說其中哪個
特定運動對膝蓋不好，不如說是因為膝蓋彎曲，也就是蹲

下，還有爬樓梯、盤腿以及瑜伽姿勢等。

這裡還有一個線索。她老實地告訴我說她在辦公室的時候通常都會盤腿，結果是她平常的盤腿姿勢對膝蓋造成了壓力，然後在這種狀態下開始減重運動，成為膝蓋損傷的決定性打擊。如果在沒有了解原因過程的情況下只專注在治療上，那麼還是會再次出現疼痛的症狀。

光從以上的案例就能看出日常瑣碎的習慣有多重要。一般講到膝蓋損傷，我們只會想到跌倒或者摔倒後傷得很嚴重的情況，但是在減少受到外傷的同時，原本累積的損傷卻在逐漸增加。這就是滴水穿石，乍一看以為是堅固的墊腳石，但不斷滴水下去的話，最後還是會被穿出洞來。滴個一、兩滴雨水並不能穿透石頭，小水滴可能只會造成幾微米或者幾奈米的損傷，但是我們用肉眼看不到這些損傷，還以為仍然完好無損。

我們的身體也一樣。堅固的骨頭、肌腱和軟骨即使受到普通的衝擊也不會致命到肉眼可見的程度，而且過了一段時間它就會自動復原。年輕的時候即使受損，只要有足夠的時間恢復，就又可以毫無痛楚地繼續使用著它。

讓我們重新回想一下前面觀察到的「可復原範圍（p.25）」的曲線，有可復原到正常狀態的損傷，也有不可復原的損傷（不可逆損傷），這在整個膝蓋上適用，也適用於膝蓋內側軟骨的很小一部分。當我們累積了肉眼看不見的不可逆損傷時，部分的疤痕會代替正常組織，很難像以前一樣得到力量，但它的大小只有幾微米而已，唯有使用顯微鏡看才能知道，所以光看診的話不會知道，用 MRI 也看不見，甚至連用關節內視鏡都看不出來。

細微的損傷堆積起來也會變得很大，如果大到一定程度，症狀就會開始出現，最典型的就是疼痛。但是在很多情況下損傷還不到毫米，仍然無法透過內視鏡或 MRI 看出來，因此病患雖然有症狀，但在診斷檢查中卻看起來完好無損。

找出疼痛的原因很重要

在損傷不算太嚴重的情況下，要讓膝蓋恢復正常，最重要的是要找出「到底是什麼原因引起了這種疼痛感」，只有了解原因才能防止再次疼痛。我把這個過程比喻為「無底洞」，尋找如何填補無底洞，就是尋找疼痛原因的過程。

那麼在沒有外傷情況下，膝蓋會疼痛的主因是什麼呢？最典型的是讓膝蓋彎曲很多的姿勢。通常我們會想到蹲下的姿勢，但其實爬樓梯、坐在狹窄的桌子前、開車、蹺二郎腿、坐著抬起一邊膝蓋的翹腳或盤腿、或是跏趺坐（蓮花坐）的姿勢等都屬於。除此之外，跑步、瑜伽、自

行車等大部分膝關節強化運動也全部包含在內。

當然，其中很多姿勢在膝蓋正常時完全不會產生問題，有些還是被推薦為對膝蓋有益的運動，但根據膝蓋的狀況也可能會產生不好的影響，此外，若是又偶發一些情況，就會讓膝蓋狀況更差，因而引發疼痛。

平時經常盤腿，甚至是練瑜伽這些都還好，但是再加上從事登山活動的話，膝蓋疼痛的情況在診療室已經是常見的例子了。雖然大部分人認為登山是造成膝蓋疼痛的原因，但實際上是三種綜合作用，如果已經出現症狀，只減少登山次數並不會馬上好轉，要連盤腿姿勢和瑜珈運動都要減少才行。

如果不這樣準確掌握原因，無論是用藥物還是物理治療，都可能只是權宜之計，這就像在戰場上因受傷而疼痛的病患，用對乙醯胺基酚（普拿疼）緩解疼痛後，再把他們送回戰場一樣，所以我們一定要努力弄清楚引起疼痛的原因。

在查找原因時也會有忽略的地方，有時候連專家也只

專注於尋找原因是什麼，但如果那個原因反而被認為是對膝蓋好的，那要怎麼辦呢？這裡重要的觀點在於不僅要找是因為「什麼」，而「什麼時候做」、「怎麼做」也很重要。

例如，身體狀態不好的時候卻必須要跑步，或者那天運動時偏偏集中刺激到脆弱的部分，或者是在平時做的運動中突然增加其他運動等方式也會出現問題。也就是說，運動、姿勢、狀態等可能會產生綜合作用，因此要多方觀察原因。

預防膝蓋疼痛的三個改變

在了解導致膝蓋疼痛的姿勢之前,先告訴大家預防膝蓋痛的「三個改善點」。最重要的是自己的習慣、圍繞我們的環境,還有恢復力,這三點需要同時從多方面進行。

✦ 01、改善姿勢與習慣

首先要最大限度地消除會造成膝蓋受損的有害因素,並且養成習慣。就像討論肺部健康不能不講到戒菸一樣,如果保持過度彎曲膝蓋或衝擊的姿勢和習慣,那就沒什麼好討論膝蓋健康的了。

「蹲下」是最典型對膝蓋不好的姿勢。例如打掃庭院、在澡堂洗澡、手洗衣服以及撿起掉在地上的東西等日常生活中常見的姿勢。在運動中也是如此，例如最常見的下肢運動「深蹲」，其實只要稍微再彎曲多一點，就會變成蹲下的姿勢。

說到對膝蓋不好的姿勢，「盤腿」也是必不可少的。通常我們會認為坐在地板上才是盤腿的姿勢，但實際上坐在椅子上時也經常會盤一隻或兩隻腿。

讓膝蓋減少接觸硬地板以及摩擦也很重要。包裹膝蓋的肌肉較少，容易受到刺激，如果膝關節時常摩擦地面，例如長時間跪著或貼著地面工作等，可能會產生滑囊炎，而且長時間扭曲膝蓋的姿勢也會造成半月上軟骨板受損。

很多人不知道<u>**蹺二郎腿對膝蓋不好**</u>，尤其是在下面支撐的膝蓋在已經很彎曲的狀態下，還要支撐放在上面的腿的重量，承受著雙重痛苦。比如穿著高跟鞋奔跑的那天，如果在辦公室裡還蹺著二郎腿坐著，那對膝蓋來說是最糟糕的。

撞擊也對膝蓋不好。很多人會不知不覺地跺腳，尤其下樓梯的時候比上去的時候更容易如此，會自動往下踏，登山時的下坡也一樣，有許多人都是因為這樣的習慣而導致膝蓋疼痛難以痊癒。

坐太久彎曲膝蓋的姿勢也不太好。長時間坐在桌子前或者長時間開車時，中間一定要伸直雙腿休息。最好養成開車時間不超過 1 小時，或者最多不超過 2 小時就要去休息站或停車伸伸腿的習慣，另外轉換姿勢時，也是盡量慢慢彎曲會比較好。

最後是肥胖。在以韓國人的生活習慣、營養、體力資料為基礎，對膝關節炎的危險因素進行調查的研究中顯示，明顯對男性與女性都造成危險的因素是膝蓋周圍的肌肉不均衡和肥胖。**當體重增加 5 公斤時，走路時只要多負擔 5 公斤就可以了，但如果為了減重而去跑步，就會變成對膝蓋施加 20 倍，也就是 100 公斤以上的巨大力量，**那麼膝蓋不受傷才奇怪。減肥的一大原則是「先控制飲食，再進行劇烈運動」，否則再加上積累的內臟脂肪會不斷引發慢性發炎，身體的恢復力也會下降。

✚ 02、改善環境因素

第二點是改變讓膝蓋受傷的環境，也就是外在因素的改善。如果使用不適合自己身形的小桌子，膝蓋要長時間地保持非常彎曲的姿勢，所以最好盡量使用高度和深度比較足夠的桌子。此外，椅子太低時也會變成需要保持蹲姿，相反地，椅子太高也會使膝蓋彎曲，在這種情況下最好使用腳墊。

開車的時候也一樣，如果座位太靠前的話，膝蓋和肩膀肌肉會很緊繃，因此最好能夠確保有讓膝蓋充分伸展的寬敞空間。另外，保持同樣的姿勢太久也不好，至少每小時換一次姿勢休息比較好。

另一個真正重要的環境因素是常坐在地板上，這樣不僅會常常盤腿坐著，連站起來的動作也會過度彎曲膝蓋並承載體重，因此手洗衣服或清掃地板時，建議準備沐浴用小椅子坐著洗。

運動的地點也很重要，過硬或是不規則的地板會使膝蓋受到衝擊。此外，冬天要盡量避免走下雪的山路或冰多

的地方，尤其是隨著年齡的增長，外傷會變得非常致命，所以要特別小心。注意讓自己不要受傷比運動更重要，所以如果可以的話，請選擇安全的路來散步。

膝蓋稍微有點痛的話，使用貼紮或護具是必要的，那麼就算做相同的動作，也能減輕膝蓋的負擔，而獲得能夠正常復原的時間。戴著護膝走路時膝蓋不會變弱，反而是疼痛的時候硬著頭皮走路或者因為疼痛而乾脆不走路的話，膝蓋會受損更嚴重。

✚ 03、改善內在因素

千萬不要勉強自己。**身體疲累的時候，最脆弱的部份一定會出問題，疼痛是要你讓該部位休息，是想要復原的身體所出現的自然防禦反應，希望你能好好傾聽自己身體的細微聲音。**

壓力的控管也很重要。受到壓力時身體免疫力會下降，就很容易受傷。如果工作上壓力大，那就不要做劇烈運動，而是應該透過簡單的散步、冥想和深呼吸來緩解壓力，因

為最妨礙身體維持恢復力的因素就是壓力。

為了強身而做的運動應該在狀態好的時候做，覺得哪裡不舒服了才要用運動來加強肌肉力量，這無疑是火上加油。就像在狀況好的時期要為艱困的時期做準備一樣，健康的時候也要為生病的時候做準備。在膝蓋上，我們可以先強化膝蓋周圍的肌肉力量，完全沒有疼痛感時，再混合高強度的運動，讓肌肉變得更加結實，但是疼痛的時候，保護、休息和恢復是最重要的。

為了讓膝蓋康復，最好要好好吃飯。就像沒有鋼筋、混凝土就無法建造建築物一樣，沒有材料就無法建造筋骨。當然不是要你攝取像麵包、餅乾或泡麵這種高熱量的食物。尤其是隨著年齡的增長，蛋白質攝取量會減少，所以在攝取優質蛋白質的同時，還要充分補充維生素 D 等。維生素 D 不僅對增強免疫力有幫助，也是對於防止骨質疏鬆症等肌肉骨骼系統各方面都有幫助的珍貴營養素。

什麼時候應該改善疼痛呢？

看一下發炎的「炎」字，裡面有兩個火，意思也就是說，發炎就像我們身體著火了一樣。

我們可以先假設一下房子著火的情況，首先菸灰掉下來，地毯開始著火了，這時候只要盡快把火踩熄（停止原來的動作）就可以了，但是如果想著反正火會自動熄滅，就繼續抽菸（無視情況而繼續原來的動作），火就會變得更大。現在整個地毯都著火了，到這個時候為止，只要把菸熄掉，拿水來噴灑或使用滅火器就可以了（不要做引起疼痛的動作，並且用補助藥劑解決）。但我們再繼續看下去，

現在連窗簾也著火了（到了需要依靠藥物或手術的階段）。

沒有人會在旁邊看著火苗點燃窗簾，因為大家都知道會帶來什麼後果。但是因為身體無法馬上看到情況，所以很多人認為慢慢等就會好起來，甚至還有提油救火的例子，以為可以透過運動來恢復狀態而持續運動下去。雖然有時抹油也有幫助，就像狀態還很好的時候先上油就不會故障，可以使用很久一樣。

最後再想想放任不管的情況吧。如果放任不管，火最終還是會熄滅。這也就是說，過一段時間急性疼痛還是會消失，但是要嘛就是在牆上留下黑煙（留下退化性變化），要嘛就是房子被燒毀到了某種程度。燒掉一半的房子當然也還是能住，但是要承受隨時發生需要修繕的事（在輕微的動作中反覆出現疼痛）或者倒塌的危險（軟骨板嚴重撕裂或關節軟骨凹陷到明顯的程度）。

以上的比喻雖然聽起來有點誇張，但其實暗示著什麼時候應該去改善疼痛。整個地毯著火的程度是表示身體在持續發出訊號的時期，到了任誰看到都知道是著火的程度時，MRI 或 X 光片上面也看得到了，通常到了這個時候，

醫生們都會積極介入治療。

　但如果是前面的狀態，醫生站在病患家外面，無法得知病患家裡有沒有著火，所以不能準確診斷，也不會有任何動作。這不是因為醫生是壞人，而是因為現有的治療醫學是根據診斷進行治療的，也就是說，在無法診斷的情況下，不能草率行動。但是隨著醫學的發展，診斷技術日益進步，總有一天會像電影《極樂世界》一樣，掃描一次就能進行分子單位的診斷。但是與平均壽命的延長相比，關節還沒有像延長壽命那樣保障生活品質，因此我們不能等到那個時候。即使肉眼看不見，即使無法診斷，我們也應該從疼痛初期開始徹底介入並處理，所以我才會告訴大家要傾聽自己身體裡的細微聲音。

膝蓋疼痛進程三階段

膝蓋疼痛等筋骨系統疾病不像癌症那樣有階段（病期），但根據症狀和疼痛程度，我們將累積損傷所引起的肌肉骨骼疾病分為三個階段來進行說明。

✚ 第一階段

做特定動作（運動）時出現疼痛或疲勞感，但休息之後症狀就會消失，且運動能力會下降。

一旦出現症狀，就要意識到膝蓋出現問題了。在這個階段採取措施可以說是最後的預防機會，最好檢查運動的

姿勢是否有問題，並在緩解疼痛的同時戴上護膝等保護器具。

✚ 第二階段

開始運動就會痛，且隨著時間的流逝疼痛感持續存在，運動能力也到達下降的程度。

這種症狀已經持續了好幾個月，例如跑一下就會開始痛，達不到以前那樣的記錄，而且疼痛持續 2 ～ 3 天以上的情況維持了好幾個月。其實我發現很多愛好運動的社群裡有很多人都是忍著這種程度的疼痛在進行運動，但其實這個階段已經到了需要治療的時期，必須前去醫院接受正確的診斷。

✚ 第三階段

連不運動的時候，只做簡單的動作也會疼痛。這個階段膝蓋已經受傷了，所以一定要去醫院接受治療。

看到這裡你或許心裡想著：到底什麼人會任由患部惡

化到第三階段呢？但讓人意外地，其實有很多人都是一直到第三階段才來醫院。在最容易治療的第一階段時，請摒棄「一下子就會恢復了」的安逸想法，這時候減少運動量或換成不會造成膝蓋壓力的姿勢，戴上護膝、接受物理治療或使用消炎藥劑等積極處理的話，關節就能更加健康並持久。

多大的壓力值會讓膝蓋受傷？

　　很多人問我會傷害膝蓋的生活習慣或是運動有哪些？「深蹲、跑步都不好，走路比較好」說起來好像很容易，但實際上並沒有那麼簡單。雖然走路對膝蓋比較好，但如果勉強走在在凹凸不平的地板上，反而會對膝蓋造成損傷；如果有疼痛感，做深蹲會覺得有壓力，但深蹲可以鍛鍊大腿肌肉，預防膝蓋疼痛也是事實。

　　大家都知道膝蓋受到嚴重壓力就會受損，那麼，多少壓力算是「嚴重」的呢？加州大學舊金山分校的 Scott Dye 博士根據運動的強度和頻率，透過「功能極限（包絡函數，

Envelope of function）」的概念說明了這種壓力。

〔圖 3.1〕中的圖表顯示了年輕人的功能極限。通常我們只重視運動的強度，但其實頻率也很重要。橫軸是 12 小時內重複該負荷的頻率，藍色實線表示功能的極限，如果超過藍線做出比這標示的更強、更頻繁的運動或行動（實線上的運動＝危險範圍）會導致膝蓋的損傷。

舉例來說，在 12 小時內從 2 公尺高的地方跳下來一次不會傷害膝蓋，但在強度更高的從 3 公尺高的地方跳下來一次就會損害膝蓋；選擇相對安全的一天步行 10 公里也不錯，但如果是快走 10 公里或超過，膝蓋就有可能會受損。

此圖表的意義在於，只有在實線下方，也就是安全範圍（恆常性領域）內進行運動和日常生活動作，膝蓋才能安全地保持健康。現在可以理解為什麼同樣的運動可能對健康有幫助，也可能有害了吧？

需要注意的是，這張圖表是以喜歡運動的年輕成年人，也就是一生中身體狀態最好的時候為基準的。圖表會隨著年齡和身體狀態而變化，大多數的功能極限會向下調整，

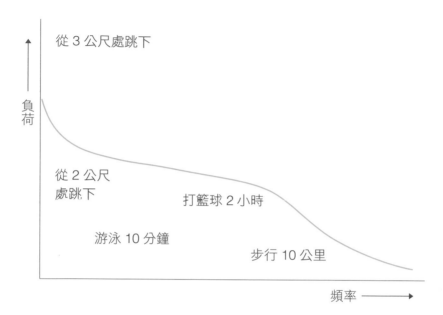

但並非是一直向下，如果在安全範圍內運動的話，功能極限也會提高。但若是想著要快點提高、提高多一點而讓自己進到危險範圍的話，那麼功能極限反而會下降。

　　事實上，很難精準掌握符合自己現在的功能極限，因此只能一點點地增加來嘗試。那麼以上圖為基準，走 11 公里就會受到的損傷嗎？幸好，並不會受到嚴重損傷。從圖

表〔圖 3.2〕來看，在「功能極限」之上，還有略超過生理負荷的「超生理過負荷範圍（Zone of supraphysiologic overload）」。例如，雖然走了超過功能極限 10 公里的 12.5 公里會帶來一點損傷，但不會達到結構損傷的程度，雖然會出現疼痛症狀，但是在可以恢復正常的範圍內。

但如果超過這個範圍，就會導致結構性的損傷。結構性損傷並不代表一定能從 MRI 上看到某個部位撕裂，只要把它當是很難恢復正常的損傷就可以了。當這些損傷慢慢累積，最後就會造成關節軟骨凹陷或者半月軟骨板撕裂。

如果不想變成這樣，就要在安全範圍內運動，如果出現比安全範圍內更劇烈的運動而進入超生理過負荷範圍的訊號，就要立即減少運動強度或頻率，回到原來的安全範圍內。但要怎麼知道超過功能極限的訊號呢？要到多痛才算是損傷呢？首先，前面說明的第二、三階段的疼痛（運動開始時疼痛，不運動時感受到的疼痛）絕對適用。如果在第一階段的疼痛就超過了痠痛的程度，出現尖銳疼痛感的話那是不合理的；而按壓後有明顯疼痛點，則無論在哪個階段，都是處於超過功能極限狀態。除此之外，雖然沒

● 圖 3.2　超過生理負荷範圍圖

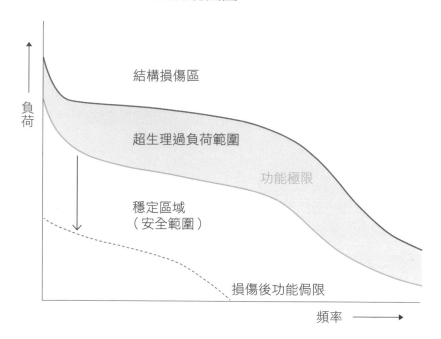

結構損傷區

負荷

超生理過負荷範圍

功能極限

穩定區域
（安全範圍）

損傷後功能侷限

頻率 ⟶

有疼痛感，但如果在踩踏時感覺不穩定或是膝蓋有痠澀的感覺，就可以知道自己已經超越了功能極限。

　　絕對要記住，一旦出現症狀，功能極限就會大幅下調，也就是如果步行 12 公里出現症狀，那麼之後的安全範圍（損傷後的功能極限）應下調至 5 公里，而不是之前的 10 公里，等完全不痛後然後再慢慢疊加回來。

膝蓋痛時應該避免做的運動

　　以前面說過的知識為基礎，現在我要介紹膝蓋疼痛時應該避免的運動。在那之前，請看下面〔圖 3.3〕表格再對應〔圖 3.1〕的動作部分。果然功能極限圖表最左側的活動「跳躍」是體重的 20 倍左右，負荷非常高；其次引人注目的是「跑步」7.7 倍以及「深蹲」6.0 ～ 7.6 倍，稍微勉強就會直接進入損傷範圍的危險運動，還要小心「下樓梯」。

　　但這並不代表著這些運動就是不好，因為還需要考慮到功能極限圖表上的橫座標「頻率」。我認為這裡所指的「頻率」不僅僅是運動的頻率，而是將運動持續時間、反

	膝蓋骨 / 股骨關節處施加的力量（體重的倍數）	脛骨 / 股骨關節處施加的力量（體重的倍數）
步行	0.5	2.5~2.8
室內腳踏車	1.3	1.0~1.5
爬樓梯	2.1~2.5	3.16
從椅子上站起來	2.8~5.5	2.46
下樓梯	5.7	3.4~6
深蹲	6.0~7.6	3.8
蹲下	7.5	5.5
跑步	7.7	3.1~3.6
跳躍	20	–

覆次數等綜合在一起的概念。總之，在短時間內、重複次數少的情況下，這項運動也能充分發揮幫助作用。但是不考慮這些因素，無條件地將該運動判定為「好、壞」是錯誤的，不過即使考慮到這一點，負荷高、持續時間長（頻率）的運動也會對膝蓋造成負擔。

① 跳繩

跳繩可以消耗比較多的熱量，不需要特別的技術，是深受喜愛的運動之一。但主要動作是膝蓋負荷最高的跳躍，會引起膝蓋撞擊，而且重複非常多次，也就是說，它很可能到達〔圖 3.2〕的頂部右側（超生理過負荷範圍）。跳繩主要以減輕體重為目的進行，但體重超重者的功能極限應該向下調整，所以跳繩是更容易造成結構損傷的運動。如果你平時就有充分運動，又只以提高體力為主要目的的話，那我很推薦跳繩。

② 籃球、羽毛球

球類運動是運動員膝蓋受傷比較頻繁的項目，尤其是從事籃球運動到某種程度的一般人，過了 35 歲左右之後膝蓋就會疼痛，不容易再繼續打，原因正如你所想的，在於反覆跳躍。運動過程中要反覆跳躍 20 ～ 30 多分鐘，且落地或運球的過程中轉換方向，膝蓋容易扭曲。

羽毛球在扣球的時候也和籃球差不多，反覆跳躍、落地和突然的衝擊都有可能會導致半月軟骨板撕裂，因此推薦大家不要玩得太激烈，適當享受就好。

③ 足球、網球

跳躍程度相對較少的足球和網球，時常能看到 40～50 歲以上的人從事此活動。但另一個缺點是膝蓋負荷高的跑步需要持續 1 小時以上，再加上這兩種運動在快速奔跑的過程中突然停止或轉換方向等動作會給韌帶或半月軟骨板帶來負擔，為了保護膝蓋，需要使用護具或考慮功能極限的運動時間安排。

④ 深蹲運動

以蹲坐姿勢蹲起的深蹲是眾所周知的下肢強化運動，這也是加強大腿肌肉發育以減輕膝蓋關節負擔最有效的運動，但這只適合運動員或健康的成年人這麼做，因為每次做深蹲時，膝蓋上的負荷都和跑步有得比，因此它的缺點是只要稍微勉強一下就會超過功能極限。

但這並不代表不能做深蹲，只要大幅降低運動強度，可以用抓住門框或背靠在牆上分散壓力，需在完全不會疼痛的範圍內做深蹲，如此才能有助於快速恢復和鍛鍊，所以很難用一句話來概括深蹲的好壞。

⑤ 跑步

20～30 多歲的人想維持健康的話，沒有比跑步更好的運動了，但是如果不是特殊情況，我建議 30 歲以後，或是最晚 40 歲就要開始避免「過度」跑步。

從前面的膝關節負荷表來看，跑步對膝蓋的壓力幾乎是平時走路的 7 倍。而且不是平地，如果是下坡的話就會更辛苦。**從 40 歲開始，膝蓋幾乎是消耗品，用得越多，退化性關節炎就會越快到來。**但如果都不運動的話也會增進關節炎的發生，所以最好考量前面所說的「可復原範圍」和「疼痛照護期間」，來尋找屬於自己的最佳方式。

⑥ 登山

雖然爬山比跑步好一點，但爬山經常要爬很久的樓梯，雖然這樣的程度尚可以負荷，但問題在於下山時，如果因為沒力而步伐蹣跚或用跑的下山，對膝蓋的負擔不亞於打籃球（長時間反覆跳躍），這是由於在走下山路的時候，地面比平地低，稍不注意就會變成跳躍而不是走路，這點一定要記住。

要避免做這些動作多久？

　　前面說我們要注意對膝蓋造成負擔的動作和運動，那要注意到什麼時候呢？這沒有一個規定的時間，因為每個人的損傷程度不同，但可以確定的是，必須擁有充分的復原時間。如果痛到想去醫院的程度，最好 2 星期內都克制上述所有的動作和運動，而且之後要從簡單的開始一個一個慢慢做，例如先練習快走或者爬相對負擔較小的樓梯。

　　這時如果又發生與之前類似的疼痛感，那就應迅速停止該動作，只在不痛的範圍內行動。就這樣像試鹹淡一樣輕輕試試看，如果可以的話再多做一點，若是有症狀就迅

速停止，我把這樣的過程解釋為「試探後回歸」。

在一定時間內沒有進一步損傷，組織才不會出現疤痕，也才能像以前一樣完全恢復。就像手背上的小傷口還沒完全好就反覆擦傷的話，就會變成疤痕，疼痛的時間也會拉長，其組織也會變弱。

雖然我們看不到，但膝蓋軟骨也是一樣，且疤痕雖然表面看起來更硬，但實質上耐壓程度比正常組織弱得多，很容易就會被撕裂。

與半月軟骨板相似的椎間盤若要完全恢復需要兩年的時間。也就是說，椎間盤突出病患必須在兩年內完全都沒有嚴重的腰痛，才能夠恢復成和以前一樣的椎間盤。

腰部姿勢正確的話，損傷的可能性會明顯減少，但膝蓋在日常生活中到處散落著可以帶來衝擊的因素，因此可以說「試探後回歸」才是膝蓋完全恢復的祕訣。

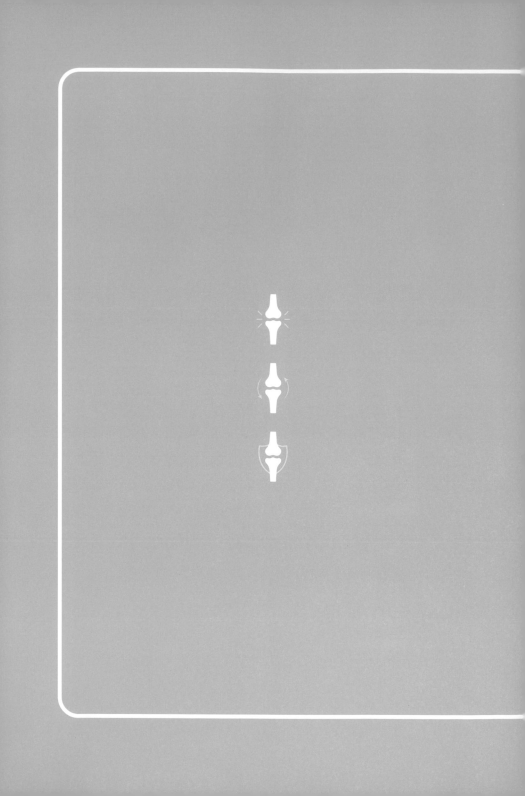

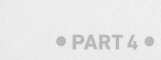

● PART 4 ●

膝蓋管理指南第 2 階段。
—— 重建 Reconstrunction
尋找消除疼痛的治療方法！

「護具」是相當必要的

　　大部分的人應該都對護膝、護腕等「護具」又愛又怕，會擔心「戴上護具的話，肌肉是不是會變得更弱？」沒錯，肌肉會變得更弱，這是事實。但是看網球比賽幾乎所有的選手都戴著護腕，如果會讓肌肉變弱的話，他們為什麼要戴呢？這是因為——「保護手腕不要勉強更為重要」。

　　我前面多次解釋過，「勉強」是一個非常相對的概念。就像網球選手一樣，龐大的過負荷可能會讓他們有點勉強，或是膝蓋痛的時候連日常的走路都會勉強。此時，大家應該已經較為理解為什麼要戴護具了，因為護具可以防止該

部位過度移動導致受損，所以最好戴上護具。

就算只是間歇性疼痛，當膝蓋出現症狀時，忍痛運動完全沒有幫助。不過，由於不能完全不做日常動作（爬樓梯、爬坡等），所以如果稍微有點勉強，如出現膝蓋痛等症狀，最好戴上護具來保護受傷的組織。好好保護一段時間後沒有症狀的話，受損組織就會逐漸恢復，但若是在毫無防備的狀態下繼續受損，最後組織會嚴重撕裂。

當你感到膝蓋疼痛嚴重且疼痛時間長、肌肉力量變弱時，建議可以稍微鬆開護具再收緊，但最好整天都戴著，直到疼痛緩解，像是快步走這種日常動作，對於疼痛的膝蓋已經不會造成負擔時，就表示在某種程度上膝蓋已經恢復了肌肉力量，這時候開始就可以減少佩戴護具。

戴上護具後從輕微的運動開始練習的話，肌肉力量會逐漸發達，但卻可能反而對關節有害，所以完全沒有症狀時就沒有必要穿戴護具太久。也就是說，必須仔細觀察自身的狀態，適時地戴上護具，才能延長自己膝蓋的壽命。

「物理治療」，大部分疼痛都能緩解

　　物理治療是指利用熱、光、電、超音波和運動等多種物理因素進行的復健醫學治療。物理治療和消炎藥用於骨科治療的歷史已經有一百多年了，因此效果也得到驗證，並具有安全的優點，所以被大眾視為非常熟悉的治療。物理治療一直都是骨科的基本治療，所以大家也習以為常，加上這幾年出現了家庭用物理治療儀器，雖然效果沒有醫院儀器的那麼好，但能在家使用，因此便利許多，很多時候甚至不一定要去看骨科。

　　雖然幾乎所有骨科疼痛都可以使用物理治療來改善，

但忙碌的現代人有時候下班後根本沒時間，也不清楚在什麼情況下必須接受物理治療，而且必須考慮時間和費用，我們先來了解一下物理治療有哪些類型和效用吧！

✚ 熱療

在患部用溫度略高於體溫的 40 ～ 45 度的熱能治療 5 ～ 30 分鐘，可減少組織緊張及肌肉痙攣，肌腱更容易拉伸，提高關節的彈性、減少僵硬感。另外，還可以擴張血管，排出受損的組織碎片，讓營養成分容易進入，進而改善慢性發炎，疼痛就會因此得到緩解，但可能會增加出血、浮腫，故不能用於急性發炎。

熱療也按深度分為「淺層熱療」和「深層熱療」。淺層熱療顧名思義就是提高皮膚 1 ～ 2 公分內淺處溫度的方法，有熱敷（溫敷）、溫熱燈（紅外線）等，通常會治療 20 ～ 30 分鐘左右。近期出現了許多在家庭中可以輕鬆使用的儀器，只要不是紅腫的急性發炎，在家也可以熱敷。

但是很多肌肉和肌腱在淺層熱療無法接觸的深處，所以適合做深層熱療。最具代表性的是用超音波，利用 0.8

至 1.5MHz 的頻率在組織中轉化為熱能，效果顯著，且這個頻率低於用於診斷的超音波。去接受物理治療的時候，通常治療師會塗上凝膠，在疼痛部位周圍揉搓 5 分鐘左右。此外，射頻治療（INDIBA）也是有效施加深部熱能的一種方法。

✚ 電療

是將電極（墊子）貼在不舒服的地方，透過皮膚對神經進行電刺激的治療，通常稱為 TENS（經皮電神經刺激）。電療不僅可以透過電刺激使人感覺不到疼痛，還可以透過增加中樞神經系統中內啡肽的濃度來控制疼痛。另外，也有提供更高頻率電刺激的中頻電療（干擾波電流療法，IFC）的方法。家用低頻治療儀也可說是電療的一種，適用於急性、慢性疼痛，且鎮痛效果不會立即消失，能夠持續數個小時。

✚ 低能量雷射治療

雷射治療時會釋放紅光，但與具有淺層熱療功能的紅

外線不同，它不會提高組織溫度，因此接受雷射治療時沒有任何感覺。但它能夠促進組織的再生，因此常用於創傷治療、關節炎與疼痛調節等。

此外，在醫院接受的物理治療有熱療、適用於手指關節炎的蠟療、減少頸部和椎間盤突出壓力的牽引治療，但都與膝蓋無關，因此在這裡先省略詳細說明。

一般骨科物理治療為熱療（淺層熱療）20 分鐘＋超音波（深層熱療）5 分鐘＋電療 20 分鐘左右。既然已經抽出時間前往接受物理治療，能順便熱敷當然好，但我建議雷射治療只在專業醫院進行。

另一個需要注意的是，做干擾波電流治療時，會有一種像是在被揉捏的感覺，因此有時候就算感到疼痛也會盡量忍耐到極限來接受最高強度的治療，但是電療並不是強度越高，鎮痛效果就越好，所以我建議只做到舒服的程度就好。如果做到太高的強度，反而有可能造成疼痛加劇或者燒傷。即使是在治療過程中，如果哪裡覺得有點不舒服，也可以告訴物理治療師來降低強度；相反地，如果沒什麼感覺的話，也可以嘗試稍微提高強度。

一般的物理治療只專注在「緩解症狀」的程度，因此直到疼痛過度才來治療的話幾乎沒什麼效果，而且疼痛時間拉長的話，治療也會需要很長的時間，所以很多人都必需接受好幾個月的物理治療，其實疼痛剛出現不久（一個月以內）或不嚴重時，只要進行幾次物理治療就能成為強而有力的恢復刺激。

現在是醫院和診所林立的時代。就像去社區便利商店一樣，稍微痠痛的時候就接受物理治療的話，可以有效地管理疼痛。我確信這種生活習慣的改變可以減緩許多肌肉骨骼問題的發生。

治療方法②

「消炎藥」，可熄滅炎症之火

　　我們如果把人體消化道想成是「滅火工具」，那麼消炎藥就是「滅火藥劑」。發炎症狀在各方面都與火很相似，最相似的一點就是「最好快點滅掉」。當然，發炎具有燃燒和消除受損組織的作用，但作用也就到此為止而已，如果持續時間過久，對整個身體都會產生負面影響。

　　自從最早的消炎藥阿司匹靈問世以來，目前已經開發出大量的消炎藥，但沒有只具有消炎作用的藥，通常同時都會兼有鎮痛的效果。有些藥有很強的消炎作用，但有些藥卻更接近止痛藥。其實類固醇也是消炎藥的一種，但

是眾所周知使用類固醇會產生許多副作用，所以通常會單獨分類，因此，常見的消炎藥被稱為非類固醇消炎藥（NSAIDs，Non-Steroidal Anti-Inflammatory Drugs）。

相反地，也有藥物只具有鎮痛效果，卻完全沒有消炎作用，包括常用的泰利諾（成分名：乙醯胺基酚）在內，神經病症中使用的鎮頑癲（Neurontin）、利痛抑（Lyrica）等藥物和麻醉性鎮痛劑完全沒有消炎作用，這些藥物通常在慢性疼痛或嚴重的急性疼痛時使用。

除了被稱為非類固醇消炎藥（NSAIDs）的普通消炎藥之外，還有一些作用較弱但副作用明顯較小的生藥製劑，像是 Joins、Imotun（兩者均為韓國之關節炎止痛藥品）、葡萄糖胺（Glucosamine）與軟骨素（Chondroitin）等藥物。這些藥品的缺點是與非類固醇消炎藥相比，效果因人而異，雖然在某些情況下具有近似於非類固醇消炎藥的消炎鎮痛效果，但在某些情況下幾乎完全無效，因此需要特別注意。

近期也有不少人因為藥物的副作用而不願意服用消炎藥，但這些擔心是有道理的。因為有些消炎藥可能會造成

胃潰瘍，或者引發心血管疾病，有些會影響腎功能，有的甚至還會出現腫脹。消炎藥也有數百種，如果短期內出現某種副作用，就不應該再繼續吃了，確認藥名之後一定要記下來，提供給就診醫師參考。

但如果膝蓋關節腫脹，卻因為這些副作用堅持不吃消炎藥，膝蓋關節可能會變得無法控制，就像等待著讓著火的房子自己熄滅一樣，火總有一天會熄，但房子可能會變成廢墟。選擇沒有副作用的其它系列藥物，在一個月內服用即可，因為以上所說的副作用，是服用達數個月以上時才會產生的問題點，但如果還是忌諱服藥，那就有必要盡快更積極地照護。

相反地，有些人只要稍微不舒服就想找藥吃，然而這種情況是以鎮痛為目的使用消炎藥，如果藉助鎮痛效果來掩蓋根本問題，而且繼續放任不管，那麼結果顯而易見，因此我不建議用這種方式來照護疼痛的膝蓋。

治療方法③

「玻尿酸注射」，像更換機油一樣

　　如果使用物理治療或藥物治療仍沒辦法改善膝蓋的疼痛症狀，下一步可以考慮膝蓋玻尿酸注射。膝蓋玻尿酸注射也被稱為「關節潤滑注射」，因為它是將軟骨、關節潤滑液成分之一的玻尿酸直接注射到膝關節內的手術，幾乎沒有副作用，且已經過數十年的驗證治療有效。

　　關節炎初期經常會發現關節潤滑液（關節液）減少，導致原本就出問題的關節軟骨摩擦增多，加速軟骨損傷，此時直接注入玻尿酸，就能讓潤滑作用更加順暢。

　　注入的玻尿酸大約 1 星期左右會被吸收，能有效緩解

疼痛以及預防軟骨損傷持續 5～6 個月左右。就像是機器如果不及時加入潤滑油，就會加重摩擦，功能也會下降，然後從某個瞬間開始造成急劇磨損。膝關節也一樣，就算不是關節炎，隨著年齡的增長，關節液也會減少，這是不管你多麼用心保養身體都無可奈何的部分。

膝蓋玻尿酸注射通常以 1 星期為間隔注射，總共要注射三次，但從幾年前開始出現了只要 1 年注射一次的注射劑，因此不願意打針的人也出現了比較好的選擇。

依據我的診斷經驗，與中期以後的關節炎相比，初期關節炎在 X 光片上並無法看出發炎症狀，直接從臨床症狀上去懷疑是否罹患關節炎會更加有效，因為這些人很多都不是半年就看一次醫生，而是 2～3 年以上都不會上醫院的。

正如前面所說，軟骨的改變只有等發生撕裂或破裂等結構變化，才能透過 MRI 勉強察覺，而間接症狀是出現膝蓋浮腫，但除了軟骨損傷外，其他原因也會引發膝蓋浮腫，所以很難察覺。

以前醫生會用手摸位置後進行注射，當然現在也還是常

● 圖 4.1　利用超音波注射到膝關節上的照片

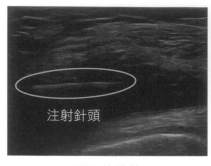
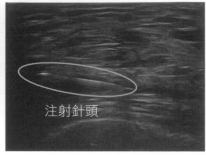

腫脹的膝蓋　　　　　　　　　　　正常的膝蓋

常這樣進行手術，但因體質問題、結構性變形等原因，很多時候無法準確注入，所以邊看超音波邊做手術會更加準確。

〔圖 4.1〕超音波數據中，左側為膝部腫脹（中間黑色部分為關節液伸展至腫脹部分），右側為未腫脹。比起看到 MRI 沒有異常就不管，直到軟骨撕裂後再進行手術，我認為最好在症狀初期或頻繁發生的時候進行注射。

剛開始注射的時候，雖然不常見但有時候會非常痠痛，偶爾也會出現對藥物過敏的情況，但大部分會 2 ～ 3 天內就消退，所以不用太擔心，不過如果疼痛感越來越嚴重，就要趕緊回醫院回診，千萬不要忽略不管。

治療方法④

「增生療法注射」，
可強化肌腱和韌帶

　　膝蓋損傷初期只要休息或進行物理治療就會好轉，或者使用消炎藥也會有幫助，但若是反覆損傷，肌腱就會像明太魚乾一樣變得鬆弛無彈性，到了這種狀態，就再也無法承受日常負荷了，隨時都有可能會受損，也就是會明顯感受到「膝蓋不像以前一樣了」，你會發覺以前完全不會引起膝蓋疼痛的動作，現在居然會讓膝蓋覺得疼痛了。

　　舉一個較為好懂的例子，假設有一塊布，剛開始充滿光澤、不易撕裂且結實，但是使用 10 ～ 20 年後會怎麼樣呢？一看就會顯得很破舊吧？而且破掉後也容易會被撕

開，偶爾裂開，就算用線縫起來也很破舊，而且旁邊也很快就會裂開。在這種情況下我們可能會想，如果用漿糊讓這塊布本身變得結實點，是不是就可以減少撕裂了？

在這個階段，光使用物理治療是不夠的，比起直接的再生效果，物理治療更像是間接的，需要別的辦法，所以出現了「增生療法注射」。增生療法注射類似於在破舊的布塊塗漿的方式，取其英文名字命名，所以才會被稱為增生療法（Proliferative Therapy）。什麼是增生療法呢？就是讓發生退化性變化的肌腱與韌帶等結締組織的新細胞增殖的意思，也就是舊細胞消失，以增殖的新細胞來代替。基本上也可以看作是「再生治療」的一種。

增生療法注射最早始於 1930 年，當時被稱為「硬化劑注射治療」，韓國則從 2000 年開始廣泛使用，讓在此之前只有物理治療或類固醇注射的骨科治療變得更多選擇。

那到底是要怎麼增生（再生）呢？最初使用的是高濃度的葡萄糖溶液。如果將高濃度的葡萄糖溶液注射到骨骼部位，準確地說應該是韌帶、肌腱附著在骨骼的部位，初

期反而會出現發炎反應，暫時會感到更加疼痛，但在過了2～3天之後，急性發炎開始消退時，肌腱、韌帶就會長出新肉並且好轉起來。

但打一次針又能長出多少新肉呢？所以經常需要反覆多次進行注射，且若是中途再次受到損傷，那麼增生效果也將變得毫無意義。因此，通常會在疼痛部位的骨骼周圍進行手術，且每隔一星期或者一個月分多次注射，有時甚至會注射10～20次。但這樣一來，醫生們就開始思考，「如果葡萄糖注射最終能夠誘導細胞增生，那麼有沒有更強的增生注射呢？」

最終得出來的結論是用 PDRN、PRP、PDO 以及幹細胞療法，但這些方法尚未完全被確定，作為治療的標準方法，但其實比葡萄糖注射更有效。

① PDRN

PDRN 是從鮭魚精子中提取並經過高溫處理製成的一種活性超過 95% 的 DNA 提取製劑，據說它能促進骨骼組織的再生和生長，幫助傷口恢復和血管生成，並且在輔助

糖尿病足病變（糖尿病足）的康復上很有幫助，因此被應用於皮膚科領域，甚至在對骨關節炎動物治療上也有很好的效果。受到這些結果的鼓舞，雖然它被期待能透過肌腱、韌帶部位及關節內注射產生再生效果，但效果並不明顯，因此目前比起作為第一項治療劑，更多被應用在補強作用上，另外胎盤也被使用於類似目的。

② PRP

PRP 是高濃度血小板血漿（Platelet Rich Plasma）的簡稱，它是以抽取病患本人的血液進行離心分離後，只提取濃縮血小板血漿，注射到關節、肌腱部位的方法。血小板含有生長因子、血管增生因子，不僅能止血，還能修復受損組織。這是利用高濃度血小板血漿再生效果的概念，而且因為使用病患本人的血液，所以沒有過敏反應等副作用問題，但與其他注射療法相比，高濃度血小板血漿在注射時會有相當嚴重的疼痛感。

③ PDO

PDO 是利用融化縫合絲的一種聚對二氧環己酮（PDO，Polydioxanone）所採用的埋線治療法，用於肌腱

韌帶部位時，主要成分膠原蛋白的合成會增加，因此，只要精準用於肌腱損傷部位，效果會比其他治療更好，但缺點是很難適用於關節或軟骨部位。

④ 幹細胞療法

　　使用幹細胞療法可能效果會更好。幹細胞的意思是該細胞能像樹幹上長出樹枝、葉子等多種組織，而人類的血液、骨髓、胎盤、脂肪組織中有可以分化成骨骼、肌肉、軟骨等多種組織的幹細胞（更準確地說是間質幹細胞）。

　　這種幹細胞療法大致有利用自體的幹細胞以及利用他人幹細胞的方法，最具代表性的是利用他人幹細胞，方法是將胎盤的幹細胞收集起來製成藥，用於軟骨再生的「臍帶血幹細胞再生術」，這個方法無法注射，只能在手術室直接在損傷部位進行手術。

　　相反地，利用自身幹細胞的方法是從腹部或臀部抽取脂肪細胞，過濾其中的幹細胞後注射到關節或肌腱部位。幹細胞療法無法使用於嚴重的關節炎，而且費用昂貴，因此很難適用在初期的膝蓋問題上。

治療方法 ⑤

「體外震波治療」，
不想打針的其它選擇

在幫助細胞再生的方法中，如果不喜歡注射治療，還
有體外震波治療可以選擇。體外震波治療最初是用來打碎腎
結石，用於體外震波治療的波長超音波對身體沒有危害，
而且集中於特定部位時可以有打碎結石的作用，因此初期
用於像鈣化性肌腱炎一樣肌腱上長結石的疾病。肌腱上長
出結石，追根究柢來說也是肌腱損傷的一種形態，因此目
前體外震波治療可說已被用於各種肌腱韌帶問題。雖然目
前尚不清楚它確切的機制，但體外震波治療可以刺激鬆弛
的肌腱部位，並刺激其組織修復，還能緩解疼痛。

通常在最痛的部位塗抹凝膠後施行，體外震波包含聚焦式（Focusing type）和放射式（Radial type）治療，兩種方式的效果不同。基本上聚焦式適用於肌腱部位，放射式適用於肌肉部位，因此跟主治醫生討論後，選擇適合自己的方式就可以了。

體外震波治療最大的問題是「疼痛」。通常骨頭能摸到的部位會聚集能量，所以施加體外震波的話會更加疼痛，施行時會給予一到兩千次左右的刺激，在接受手術期間會感到與注射不同類型的疼痛。此外，由於能量是透過皮膚進入，因此皮膚較弱的病患也有皮膚脫落或淤青的情況，但除此之外幾乎沒有其他的副作用，因此是比注射更受到驗證，也更安全的慢性疼痛治療法，且在手術後可立即恢復日常生活，但通常需要間隔 1～2 星期，且施行 4～6 次才能見效。

不管是增生療法注射還是體外震波，只要選擇適合自己的就可以了，當然如果覺得兩種都還可以，由於增生治療注射和體外震波是屬於兩種不同再生機制，因此也可以適當地用兩種方法交替進行治療。

治療方法⑥

「手術治療」，是最後的手段

　　最後，如果做了各種努力卻仍然疼痛，那麼最終就只能施行手術了。一提到手術，也許我們就會因為想到長長的傷疤而猶豫，但近年來大部分手術都是用關節內視鏡（關節鏡）進行，所以不需要太擔心。關節內視鏡是像胃部內視鏡一樣，可以看著關節內側進行多種手術而設計的，長得像細細的管子，通常在 1 公分內，透過兩個以上的孔插入內視鏡，因此傷口小，恢復速度也快。

　　關節內視鏡可以直接觀察，因此比 MRI 診斷更加精密，並且當場做治療，這和在大腸內視鏡中直接切除息肉

的方式相似。關節鏡可進行韌帶重建術、軟骨板部分切除術、軟骨板縫合術、軟骨板移植術、軟骨再生術以及細微骨折術等多種手術。

① 韌帶重建術

韌帶破裂或嚴重不安定時需要施行手術。通常會在膝蓋兩側韌帶施行縫合，十字韌帶的手術施行則利用病患本人的其他部位肌腱或他人肌腱來做重建術。術後需使用拐杖和輔助器 4～6 星期，約 3 個月後就可以進行輕微的運動。

② 半月軟骨板部分切除手術 & 縫合手術

半月軟骨板部分切除手術和縫合手術顧名思義就是透過內視鏡切除或縫合受損半月軟骨板，如果有可能，當然是可以修復它會更好，但如果已經撕裂而破爛不堪的半月軟骨板刮傷或損傷關節軟骨時，就不得不切除有問題的部分；相反地，當破裂面狀態乾淨時可進行縫合。做完半月軟骨板切除手術後通常不需要使用拐杖，但若是進行縫合手術，由於需要貼合的時間，則需一段漫長的恢復時間，為了防止其部位承載體重，因此大約有 1～2 個月會需要使用拐杖和護具，但手術第二天開始可以即可恢復日常生

活，只是術後最好 6 個月以上都要克制過度活動。

③ 半月軟骨板移植手術

半月軟骨板移植手術是在沒有半月軟骨板或無法繼續使用的情況下，移植他人半月軟骨板的方法，該方式與縫合手術相似，但要注意不可讓移植部位承載體重。

④ 軟骨再生術

關節軟骨磨損消失後需施行軟骨再生術。軟骨再生術有利用病患本人軟骨和利用他人幹細胞的方法。自體軟骨細胞移植（ACI，Autologous Chondrocyte Implantation）是利用關節鏡採集正常軟骨，培養 4 ～ 6 週後擴大體積，再透過關節鏡移植到缺損部位的方法。軟骨再生率高，使用病患本人的軟骨細胞，雖然具有沒有排斥反應的優點，但需要進行兩次手術，可能會讓患者覺得很有壓力。

在這種情況下，就可使用他人的軟骨或施行臍帶血幹細胞軟骨再生術。臍帶血手術僅分離胎盤（臍帶血）中主要分化成肌肉骨骼系統的間質幹細胞（MSC，Mesenchymal Stem Cell），並且會在關節軟骨缺損部位開個洞來注射藥物。該

手術時間短且無排斥反應，術後 6 星期內需使用夾板及拐杖，但用藥價格很高。

⑤ 微骨折手術

微骨折手術是在軟骨消失部位的骨骼上打幾個洞，使骨髓中的血液流出來，血液中的幹細胞就會形成軟骨。術後 8～12 週內，軟骨組織會逐漸填補起缺損的部位。但由於新軟骨較原來的軟骨弱，因此在術後 1～2 個月內不應施加體重的壓力，直至軟骨長好變得飽滿為止。微骨折手術雖然存在軟骨再生程度無法完全保證的缺點，但可透過內視鏡進行手術，優點是皮膚切開的傷口小且費用低，但基本上只對 2 公分以內等較小的軟骨損傷才有效。

⑥ 近端脛骨截骨術

關節炎病患從正面看像 O 形腿，因為患者走路時主要向膝蓋內側用力，造成內側軟骨先磨損，而導致內側關節間隙變窄，體重更壓向內側，使 O 形腿變得更加嚴重，為了改善這種惡性循環，便透過近端脛骨截骨術將體重負荷分散到外側。「近端脛骨截骨術」顧名思義就是把骨頭截斷的手術，是指讓下脛骨內側骨折並張開之後，用金屬板

和螺釘固定住。因為是人為造成骨折的方式，所以需要使用 1～2 個月左右的拐杖或輔助器，2 個月以後就可以過日常生活。這種保存患者原本的關節來矯正歪掉的腿的方式雖然很有效，但如果是嚴重的退化性關節炎患者則不推薦使用。

⑦ 人工膝關節置換術

當膝蓋疼痛已經影響日常生活，用其他方法也無法緩解疼痛時，就必須進行人工關節置換術了。如果只是內側或外側中的其中一處發生關節炎，就採用部分置換術，如果是兩側都有關節炎或者 O 型腿等變形，那麼則須採用前置換術。

人工膝關節置換術在術後 3～4 天之後可以使用步行器行走，3～4 週後則無需倚靠拐杖即可行走，6 個月至 1 年之後還可以做輕微的運動。人工關節的壽命大約是 10～15 年，但若是小心使用的話，可以維持 20 年以上。

關於膝蓋治療的Q&A

Q. 什麼是局部類固醇注射？

A. 局部類固醇注射存在兩種極端的觀點，一種是「因為很好用，所以就別管了，做吧！」以及「會不會對身體有害啊？」患者會這樣想，醫生們也要負起一點責任。

「局部類固醇注射」不是直接刺進骨頭的注射，而是在膝蓋關節囊內注射一種類固醇消炎藥（通常被稱為去炎松）。直接在關節內注射具有可有效緩解發炎症狀的藥物，止痛的效果非常顯著。

但這種治療在根本上完全對膝蓋無益，因為引起疼痛的根本性損傷沒有好轉，依舊存在。因此，如果不進行膝蓋的復健治療，終究還是會再次痛起來，而且從第二次開始，效果就不如第一次注射那麼有效了。每打一次，緩解疼痛的幸福時間就會越來越短暫，但還是經常有患者會要

求我替他們打這個針，這才是最大的問題。

由於初期的效果很戲劇化，因此被濫用的情況也很多，甚至還有過非醫學專家擅自幫患者注射該類藥物。去炎松的注射藥劑是不透明的白色，所以大家如果真的要打，最好確認後再進行注射。

那麼，該多久打一次呢？我建議即使疼痛情況再嚴重，最好也維持一季或者半年再注射就好，有醫學報告指出，如果經常注射這類藥物，有可能會導致軟骨損傷更嚴重。

當然局部類固醇注射也是有好處的，但因為這個是專業領域，所以建議患者最好和主治醫生商量後再施打，確認效果比副作用多時，再做單次施打。尤其是做局部類固醇注射時，更應該利用超音波輔助，打在正確的部位，這樣才能讓藥物的效果達到最大化。

Q. 膝蓋水腫需要排水嗎？

A. 我在前面說過，膝蓋腫了會變得很僵硬，活動困難。超音波顯示（見 p.138〔圖 4.1〕），由圖可見關節內充滿了潤

滑液，並且呈黑色。可能你認為當膝蓋中積水太多時，會造成行動上的不便，所以還是抽出來比較好，但真的是那樣嗎？其實排除積水沒有所謂的絕對好或不好。

如果膝蓋積水太多就去把它排掉，就會經常發生排掉之後又馬上積滿的情況，所以最後就不想排除了。為什麼會這樣呢？因為造成積水的根本問題，也就是關節膜炎、軟骨損傷或韌帶損傷等問題並沒有得到解決。

因此，只有在膝蓋浮腫引起了疼痛，或是行動不便到受不了的程度才會排掉膝蓋的積水來緩解症狀，但最好使用彈性繃帶或護具，並同時搭配使用消炎藥、物理治療、軟骨注射，甚至用局部類固醇注射等治療。

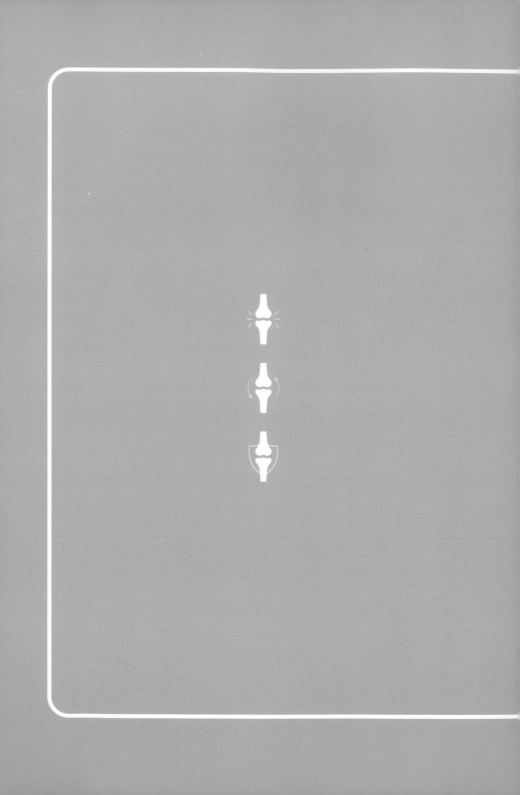

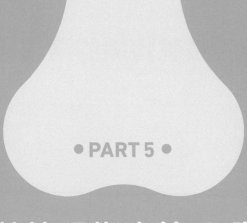

● PART 5 ●

膝蓋管理指南第 3 階段
──強化 Reinforcement
開始訓練膝蓋讓它能走到一百歲吧！

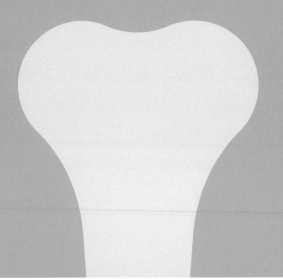

可減輕膝蓋疼痛的兩個運動

運動的目的要明確才能取得效果，而這本書提出的目標也很明確，就是減輕膝蓋疼痛，打造不讓疼痛復發的健康膝蓋！

那麼膝蓋一開始為什麼會受損呢？大部分的人是為了健康或減重，而開始做些原來沒有做的運動，不然就是因為做了很開心而長時間持續做下去的運動而產生了疼痛。我們運動通常是「為了健康」、「為了減肥」、「為了開心」這三種目的，和「為了減輕膝蓋疼痛」的運動截然不同。

不過很多人就算開始做減緩膝蓋疼痛的運動，也會一邊吃藥或者接受治療，可一旦疼痛的症狀消失，就會回到原來不運動的狀態，畢竟不管怎麼說，以治療為目的的運動比起為了快樂的運動，當然更無趣乏味。

減輕膝蓋疼痛運動的第一個原則是：不再讓膝蓋繼續受損。 就算大家都說那是世界上最好的運動，但如果它會導致膝蓋疼痛症狀惡化，那對你來說可能就不適合。

第二個原則是：提高膝蓋周圍穩定性的運動。 所以我們要打造出一個即使用同樣強度做運動，也不會再受損的身體。我們常會在膝蓋不再疼痛的狀態下，重新開始做自己喜歡的運動，但卻很快就會再次感到疼痛。為了防止這種情況發生，我們該做的是加強膝蓋周圍的肌肉與肌腱，並在超過一定水準時再回歸正常運動。大家可以想想，為什麼十字韌帶受傷的足球選手不會在手術一成功之後就馬上回歸，而是會經過漫長的復健過程後才回歸。

考慮到這些要素，我想向大家介紹能夠打造出可以健康使用到一百歲為止的結實膝蓋的運動。正如我前面所說，

開始運動之前，最重要的是搞清楚「為什麼（Why）」，我們就根據接下來的六何法來看看吧！（編注：六何法又稱為 6W 分析法或 5W1H，也就是何人〔Who〕、何時〔When〕、何事〔What〕、何地〔Where〕、為何〔Why〕及如何〔How〕）

為什麼要做這項運動？
→先設定目標

其實對膝蓋好的運動大家都很清楚，但卻忽略了必須按照各自的「目標（Why）」堅持做下去這件事，而只尋找特別的「什麼（What）」，可是光有「什麼」是不夠的。就像同樣的藥材根據在何時以及如何使用，有可能成為毒藥，也有可能成為治病的藥物。例如肉毒桿菌毒素原本是引起食物中毒、誘發神經麻痺的可怕毒素，但現在卻被開發成美容針，可以除皺及維持臉部緊繃狀態。

運動也是一樣。僅憑「運動」這個綜合性用語，或者「深蹲」這種特定運動的用語，很難用一句話來定義它對

健康的影響。我想說的是，比它更重要的是如何排除對自己現在的狀態有害的運動；另外要特別注意，除了別做那些不好的運動之外，我們要選擇什麼時候、怎麼去做、怎麼持續做那些運動。

這裡介紹的可能不是什麼特別的運動，我只選了符合目的且容易堅持下去的幾個動作，並強調如果希望這些常見的運動不要對我們的身體造成損傷，應該怎麼做。

做什麼運動取決於目標是什麼，如果目標不明確，那麼也無法獲得明確的結果。保持健康的膝蓋和做某些特定運動的目標不同，因此為了實現這個目標，運動與方式也會截然不同。幾乎沒辦法選出一個又能好好活動，又能獲得健康這種一舉兩得的運動，而且也幾乎不可能只靠做某個運動來實現。

膝蓋運動的目標是減輕疼痛（消除階段的運動）和預防疼痛（強化階段的運動），為了實現這個目標，我們可將具體目標設定為**「增強膝蓋周圍肌肉的力量、讓肌肉變大、提高肌耐力、增加柔軟度或減少體脂肪」**等。雖然每

個人的方法不同，但對於不是運動員的普通人來說，最重
要的是持久力。接著讓我來說明以此為目標，如何正確地
做好運動。

Who?
誰需要做這項運動？
→檢查自身狀態

　　如果問「誰」，通常很多人就會說「還會是誰？」，或者舉手說「是我」。但至少在運動上，我想說的是「今天的我是積累了過去的那個我」這句話的另一個意思是，昨天的我和今天的我可能會有所不同。

　　所以30多歲和60多歲的人應該要做不同的運動。差了30年，聽起來似乎很理所當然，但我們身體的狀態時時刻刻都在變化，就像我今天的身體狀態很好的話，那麼原本昨天還會痛的膝蓋就算做劇烈運動也不會痛；相反地，如果昨天加班或者酒喝多了，那麼今天可能走1公里也會

覺得很累。

　　像這樣不考慮狀態，以「齊頭式分配」的方式來運動的話，一定會出問題。狀態好的時候應該增加運動量，事先打造當疲累的時候也能承受的強化身體，狀態不好的時候則應該大幅減少運動量或果斷地不要做運動，但卻有太多的人總規定自己「一天跑 x 公里跑步機」，經常進行「齊頭式分配」的運動。

　　根據膝蓋的狀態不同，即使過去我跑完馬拉松之後還能跑上山頂，但現在的我有可能只要上一點樓梯就會痛，因此要根據我當下運動的狀態來選擇運動的目的（緩解膝蓋疼痛）和所有運動處方的要素（運動種類、強度、頻率與時間）。

應該要什麼時候運動？
→檢查自身疼痛

「什麼時候（When）」和「誰（Who）」有某個部分是一脈相通的，我們究竟應該在什麼時候運動呢？

一提到疼痛，就經常可以聽到有人這樣說：「當然要運動，你就是不運動才會這樣」；同樣地，很多人也說膝蓋痛是因為不運動的關係，至少練習爬爬山吧！但實際上，聽到這些建議之後結果來醫院掛病號的人很多，先不說診斷原因好了，我們可以想想，這位病患現在真的該運動嗎？

有個大原則，急性發炎症狀嚴重的時候絕對不運動。

當發炎症狀開始減緩的時候，就從伸展運動開始，以確保僵硬關節的運動範圍，之後再為了強化穩定性而進行肌肉運動。前面說的「當然要運動」相當於最後階段，也就是說，雖然這句話本身並沒有錯，但「什麼時候」卻是錯誤的。

我說過發炎症狀就像身體著火一樣，而加強肌肉力量，防止倒塌的運動就像建造堅固的房子一樣，但是現在家裡著火了，如果在這時候進行加強穩固柱子的工程能解決問題嗎？

因此，所謂「什麼時候」，就是要配合自己現在的狀態是發炎症狀嚴重的時期，還是再生期或者成熟期？當身體正常時可以做鍛鍊膝蓋的運動，但有時如果選擇了錯誤的時間來做，就有可能會毀掉整個膝蓋。

應該要在哪裡運動？
→從室內到室外

在哪裡運動比較簡單？如果狀態不好，就要在能控制的情況下進行；如果狀態好的話，那麼就可以在更自由的地方進行。獨自一個人很難運動，如果想要學習正確的治療性運動，最好在醫院使用短期徒手治療來協助，因為這樣可以防止過度訓練，讓治療師協助你掌握正確的動作。

不管損傷後是否有疼痛感，如果是還沒恢復很多的階段，最好先在家裡或是去運動中心。這時候比起自行草率地在戶外運動，使用運動中心的跑步機或肌肉訓練機具會更安全。使用啞鈴、槓鈴的自由舉重在突然失去力量時，

由於沒有裝置可以抓住它，可能導致危險，因此如果感覺比想像中沉重或很快就累了的時候，最好使用能夠快速放下這些道具的機具。

不管怎麼說，戶外運動總是會有很多變數，就算光是走路，路也有可能會不平坦，而因為膝蓋受損導致感覺下降，因此很容易被石頭絆倒。除此之外，也有可能會出現上坡或下坡，甚至有時候還不得不爬樓梯。

如果對室內運動有一定的自信了，那麼到室外去運動也不錯。我建議在就算遇到突發狀況也能保持安全的社區空地或者在公園內步行。在提高強度的同時，有信心後才能夠參加戶外登山或比賽。

隨著年齡的增長，外傷可能會變得致命，尤其冬天要特別注意戶外運動；但相反地，也不能因為上了年紀就只待在家裡或是只走熟悉的路。因此，在正常情況下，為了應對摔倒受傷等突發變數，我們應該進一步增強肌肉力量，多做保持平衡的練習。否則，即使稍微滑倒，膝蓋功能也會大幅降低，導致我們不得不待在家裡。另外，高齡

者常發生的髖關節骨折的一年死亡率是 10%，這個比例甚至比一般的癌症還要高，這點千萬要注意。

What & How ①
要做什麼樣的運動？
→膝蓋基礎運動

　　如果說「什麼（What）」是指運動處方要素 FITT（Frequency 頻率、Intensity 強度、Type 種類、Time 持續時間）中的種類，那麼「如何（How）」可以說是除此之外的頻率、強度、持續時間及整個 FITT 過程的修改與變更（Progression，進行）。對於曾經發生過膝蓋疼痛的人來說，所謂「好」的運動可以定義為「在不損傷膝蓋的情況下慢慢強化膝蓋周圍的運動」。首先，我們選擇了不太需要受到其他運動六何法限制，就可以做的重建階段基礎運動為主，接下來我會重點說明做這個運動時要注意的部分和方式。

走平路

Walking

　　走路不僅能強化膝蓋，也是能夠強化腰部的肌肉力量，進而緩解壓力和憂鬱，並提高心理恢復力，是最簡單也最好的運動。人類的身體從原始時代開始就是最適合走路的身體，因此比起其他運動，我最推薦的還是走路。但需要注意的是，要走「平路」。如果可能的話，走熟悉的地方會比較沒有壓力，因此不推薦走在車水馬龍的大馬路邊或是車道。

　　如果連走在平地上膝蓋也會痛的話，那麼就要穿戴護具或穿緩衝力比較強的鞋子，還要選擇比較不硬的地面；

如果膝蓋還是會痛的話，那就不要勉強運動，一定要休息或前往骨科接受診斷。

　　速度最好在不會疼痛的程度內走得稍微快一點，根據美國特拉華大學的研究結果顯示，膝關節炎病患每天以每分鐘一百步以上的速度快速行走 5 分鐘，接受人工關節手術的可能性將降低 16%，但如果只是散步水準的輕鬆步行則並沒有這樣的效果。

室內腳踏車

Exercise Bike

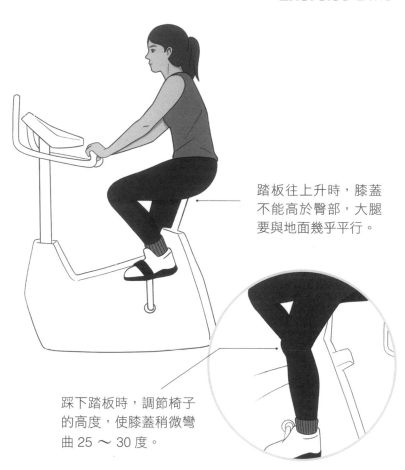

踏板往上升時，膝蓋
不能高於臀部，大腿
要與地面幾乎平行。

踩下踏板時，調節椅子
的高度，使膝蓋稍微彎
曲 25 ～ 30 度。

室內腳踏車是在輕微疼痛的情況下也可以做的良好運動，所以通常也適合作為術後初期肌肉強化運動中的一項。

　　想要安全地騎室內腳踏車，最重要的是調節椅子的高度。如圖所示，坐在椅子上踩踏板時，膝蓋應呈輕微（25～30度）彎曲狀態，踏板上升一側的膝蓋應等同臀部高度，大腿應與地面平行（左圖）。就算不做到嚴格符合標準，至少也要調節坐在椅子上的感覺，讓自己覺得舒服。

　　如果椅子太低，踏板上升時膝蓋比臀部高，膝蓋就會彎曲太多。在這種情況下，向下滾動腳部時，可能會對膝關節施加壓力，從而受損傷。相反地，如果椅子太高，會有腳搆不到的感覺，臀部就會向那個方向傾斜，這樣一直騎下去不僅會誘發膝蓋疼痛，也會引起腰部疼痛。

　　軀幹的位置可稍向前傾斜，但不能完全彎曲，雙臂和軀幹最好保持在90度或90度以下。

　　踏板的速度以每分鐘轉數（RPM）測定，建議的速度為每分鐘踩60～100次左右，也就是讓速度略低於每秒1～2次。普通的固定式室內腳踏車只能調節踏板的強度，另

外，這裡的轉數是指盡力踩下踏板時的速度。如果踏板的強度過大，踏板的速度每分鐘不到 60 次，那麼肌肉上的負荷就會增大，乳酸堆積會造成疲勞；相反地，如果踏板速度太快，那麼為了防止上半身晃動，肌肉就要移動得更多，會浪費腿部能量。

如果以有氧運動為目的，那麼應該以低強度騎 20～30 分鐘以上，但如果以加強大腿肌肉為目的，則以 85～100RPM 的強度騎 3 分鐘左右就可以了。當肌肉發達，相同踏板強度超過 100RPM 時，那麼提高踏板強度即可。

室內腳踏車的最大優點之一就是體重不是放在膝蓋上，而是放在座墊上，尤其是體重超重的人可以透過這個方式有效地進行有氧運動，刺激大腿、臀部等大肌肉，增加肌肉量。但是對平常完全沒有運動的嚴重體力下降者來說，腿部還是會馬上感到疲勞，且常無法有毅力地持續。

運動中心或是健身房通常有一種可以靠住背部的室內健身腳踏車，這個機具能夠支撐腰部，讓運動的人不需要使用肌肉來保持姿勢，因此，對於體力比較差或者超重、腰痛的人來說效果會更好。

門框深蹲

Sit-Back Squat

保持地面和垂直，不要彎下身子。

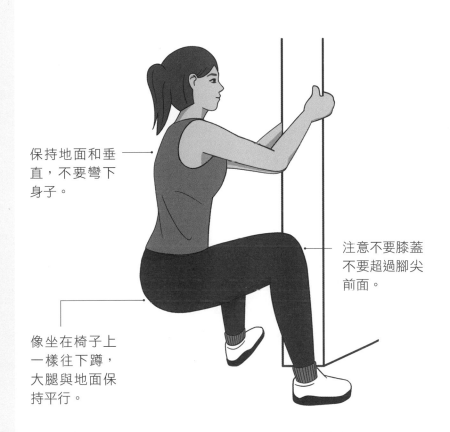

注意不要膝蓋不要超過腳尖前面。

像坐在椅子上一樣往下蹲，大腿與地面保持平行。

通常我們最推薦的運動是「門框深蹲」。

平常有運動鍛鍊習慣的人也可以做基本深蹲，但卻不推薦給可能引發腰部損傷、膝蓋比平時稍微彎曲時疼痛就會惡化的病患，或是第一次做深蹲的 40 歲以上人士及膝蓋本來就疼痛的人。

而抓住門框深蹲這項運動則在家裡或辦公室裡都能做，可以用抓住門框的手調節身體下降的程度，所以比基本深蹲較為安全。如果不抓住門框，只稍微用手碰著，就可以對大腿肌肉產生很大的刺激，且效果不亞於基本深蹲。

這個運動方法與基本的深蹲相似，先抓住門框站著，接著像圖片中一樣如同坐在椅子上往下坐，接著重新站起來。因為手握著門框，所以與為了不摔倒而需要向前傾斜的基本深蹲不同，這個運動可以挺直身體往下蹲，而且這樣就算往下坐一段時間，膝蓋也不會彎曲到 90 度。

蹲下時要注意不可快速重複做，應該要在下降和上去的時候在心裡默唸「一、二、三、一、二、三」然後慢慢往下蹲。運動時不是隨意放鬆，是有意識地讓身體在重力

的影響下自然向下，感受到大腿的用力，然後再以同樣緩慢的速度向上站起，這樣才能給大腿充分的刺激。

此外，不要停留在最低點或最高點，要連續進行到能承受的程度為止，每組重複 30～50 次，做運動時大腿要一直保持用力。如果感覺還可以再慢慢持續增加次數，每日最多做 2～3 組即可。抓住門框深蹲可以更好地訓練肌肉耐力運動，因此每週可以做 2～3 日以上。

要注意的是，膝蓋不要過度彎曲到 90 度以上，下肢（脛）應保持與地面垂直的狀態。另外，當身體蹲到最低的時候，要保持膝蓋不能越過從腳尖垂直往下劃的假想線條。

第一次做這個運動時，膝蓋先彎曲 45～60 度即可，熟練後再慢慢加增加到 80～90 度。當然，如果感到疼痛，最好減輕彎曲的角度，或者乾脆中止不要繼續做，如果不是原本就被診斷為關節炎的病患，只靠做這些就能維持一個健康的膝蓋。

靠牆深蹲

Wall Slide

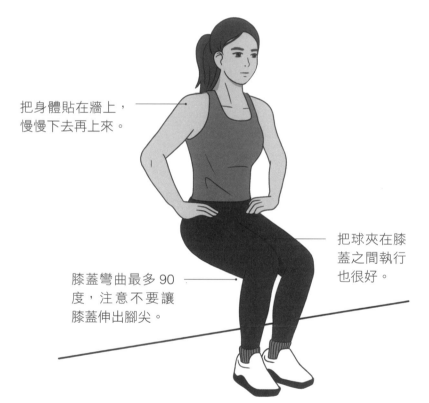

把身體貼在牆上，
慢慢下去再上來。

把球夾在膝
蓋之間執行
也很好。

膝蓋彎曲最多 90
度，注意不要讓
膝蓋伸出腳尖。

雖然上一個門框深蹲也是很好的運動，但是不管是暫時的還是慢性的膝蓋痛，當膝蓋有狀況時的確很難執行深蹲，在這種情況下，我推薦做更能減輕膝蓋負擔的「靠牆深蹲」。

這個運動背要在距離牆壁 30 公分左右的地方向後靠著，然後慢慢蹲下，在不會造成疼痛的範圍內進行深蹲，一開始試著膝蓋彎曲 45 ～ 60 度左右，熟悉後再慢慢增加至 90 度，靜止 5 秒後再次慢慢站起且膝蓋伸直，其它部分與抓住門框和深蹲相似。

為了維持大腿位置及刺激周圍肌肉，可以將一個筋膜小球或小枕頭夾在兩膝之間，這個運動最好在大腿肌肉力量太弱，或者培養肌肉力量初期，以及關節炎症狀較嚴重時進行。

如果靠著牆很難深蹲，那就不要上上下下，像左圖一樣直接保持靠在牆上的姿勢也可以，最多撐 3 分鐘。因為這項運動是坐在空中，所以也叫作 Air Bench，建議可以做 3 組，每次 3 分鐘，靠在牆上進行深蹲。

坐在椅子上做大腿運動

Quadriceps Setting
(Q-Setting)

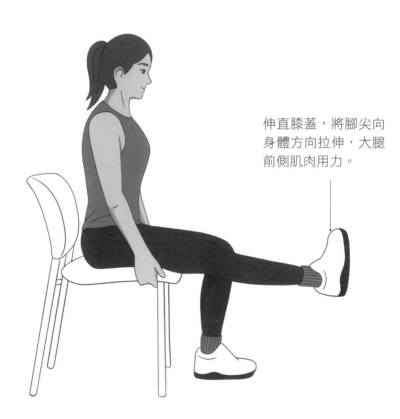

伸直膝蓋,將腳尖向
身體方向拉伸,大腿
前側肌肉用力。

這項運動是對膝蓋最沒有壓力的初期肌肉強化運動，也是大腿四頭肌強化運動，又名「Q-setting」，適合因疼痛而幾乎無法做彎曲膝蓋動作的時候進行，該運動也是手術後準備好重新使用關節時，立即會施行的初期肌肉強化運動。

運動的方法為坐在椅子上，待運動的腿部膝蓋完全伸直，腳尖向軀幹勾起，大腿前側肌肉用力並數到 10。這時如果用大腿力量按壓椅子，就能刺激肌肉，並且要用力到身體感覺發熱才表示有運動到。

雙膝交替，每天做 50～100 次左右，這個運動適合大腿無力、膝蓋疼痛嚴重的初期階段康復治療。

膝蓋伸展運動

　　膝蓋不是需要做伸展運動的關節，但膝蓋發炎後，膝蓋周圍的組織可能會硬化，如果以這種狀態運動，那麼受傷的可能性會增大，因此如果有疼痛後僵硬的部位時，最好選擇性地進行伸展運動。

　　以下所有伸展運動都要保持 30～60 秒以上，充分拉伸後重複 2～3 次，可以左右腳輪流做。需要注意的是，這些都是靜態伸展運動，所以要慢慢進行，而且最好先熱身，如果還未做熱身準備就直接運動的話，可能會造成肌肉受損。

　　尤其是在以輕微的運動為主的情況下，如果身體還沒變熱的狀態下就直接當作預備運動，反而容易受傷。熱身運動可以簡單地做些有氧，於正式運動結束後在身體溫暖的狀態下做些伸展運動，其效果會更好。

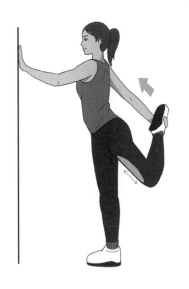

① 大腿前側四頭肌伸展運動

拉伸大腿前側四頭肌的伸展運動。以站姿扶著牆壁保持平衡後，另一隻手抓住想要做伸展運動的腿部腳踝，並往臀部方向拉伸。這時不能因為不舒服而扭腰或腰彎成拱形，而且因為這是讓膝蓋彎曲很多的動作，所以只能在膝蓋完全沒有疼痛感時才能執行。

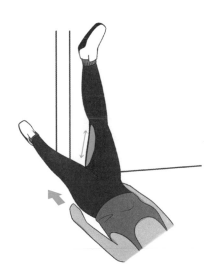

② 躺著做腿筋伸展運動

這是增加大腿後側肌肉腿筋的伸展運動。在平躺後，將想要伸展的腿放在門框上，並將另一條腿向門框方向移動，大腿後側就會拉伸並伸展。

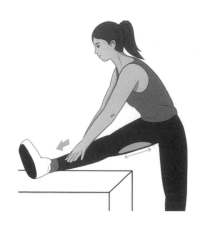

③ 站著做腿筋伸展運動

在 50 公分左右的低桌上放上想要伸展的腿，讓整個身體向前傾斜，這時肩膀或頭可稍向前傾，除了伸展大腿後側之外，還能讓腰部拉伸，但這個運動並不推薦腰痛的人做。

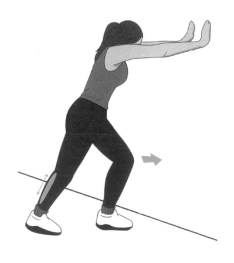

④ 小腿伸展運動

面對牆壁站著，將想要伸展的腿向後跨一步，讓另一腳的膝蓋向前，當身體向前傾斜時，小腿後面就會有拉開的感覺，這時整個腳底都要貼著地面，讓想要伸展的腿部腳尖稍微往裡轉一下，就能夠更輕易伸展。

⑤ 髖關節內前肌伸展運動

這是膝蓋內側出現鵝掌肌腱炎（鵝足滑囊炎）或滑囊炎（內側肌腱炎）時，為增加腿部肌肉所施行的運動。直接躺下來，將腳開到肩膀寬度，保持觸地狀態，張開膝蓋伸展大腿內側。

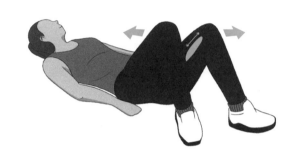

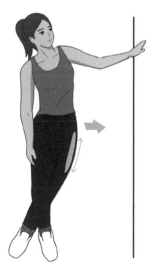

⑥ 髂脛束伸展運動

這是髂脛束發炎時伸展大腿外側的方法。首先要伸展的腿放在靠牆壁側，側身站著用手支撐牆壁，接著將另一條腿扭到要伸展的腿前，向牆壁方向稍微傾斜臀部。

⑦ 膝蓋骨運動

這是膝蓋前部疼痛時做的運動。首先坐在地板上,將疼痛的那隻腿向前伸展,然後用兩側拇指、食指包住膝蓋骨,接著盡可能向腳部推壓,保持 10 秒後回到原位;接下來盡量往身體方向推,保持 10 秒;最後再向內、向外推,分別保持 10 秒,重複 5 次左右即可。

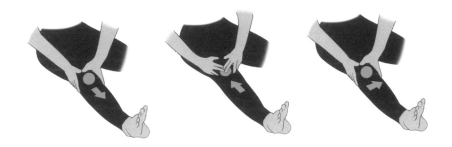

What & How ②
要做什麼樣的運動？
→膝蓋強化運動

在此特別說明一下強化階段的運動。比起強化肌肉力量，初期的復健運動更應著重在反覆進行伸展運動和強化肌肉耐力的輕重量運動，但是**在身體狀況恢復後，正式打造健康膝蓋的過程中，必須增加肌肉量和強化肌肉力量，這時就需要所謂的負重訓練，也就是阻力抵抗運動**，因為在克服阻力（啞鈴重量）的同時，還能增強肌肉力量，肌肉也會變得發達。

首先要決定的是運動強度。事實上，如果提高運動強度，也就是重量較重的話，運動時間要短，休息時間

要長，其他部份則自行調整，因此，在這裡我先以強度（Intensity）為主來進行說明。

在阻力抵抗運動中首先要知道的是，根據「目標」的不同，運動強度也會有所不同。透過阻力抵抗運動來實現的目標大致分為①強化肌力（Strength）、②使肌肉發達（Hypertrophy Hypertrophy）以及③增加肌耐力（Muscular endurance 肌耐力) 這三種。

膝蓋疼痛時或是剛剛恢復沒多久時，一定要做增加肌耐力的運動。在這裡，耐力可以看作是完成反覆動作的能力。通常我們很容易認為增肌和強化肌力是成正比的，但儘管總體趨勢看起來相似，但嚴格來說其實是不同的目標。實際上，如果要想強化肌力，就要舉更重的重量；要想增肌，用更輕的重量重複多次來做才更有效，我們從下方的表格中可以看出按照訓練目標應該如何進行運動。

運動強度，總體來說就是指負荷（啞鈴重量）多少，通常以「幾次重複」的形式確定「最大可舉重量的百分之幾」，因此重量增加時，當然會減少可以重複的重量。例如舉 10 次之後完全無法再舉起的重量為 10RM（Repeitition

	訓練目標	負載 （% 1RM）	目標 重複次數	組數	休息 時間
①	肌力 （Strength）	≧ 85	≦ 6	2~6	2~5 分鐘
②	增肌 （Hypertrophy）	67~85	6~12	3~6	30~90 秒
③	肌耐力 （Muscular endurance）	≦ 67	≧ 12	2~ 3	30 秒

Maximum）；舉 5 次以上之後，不能舉起的重量為 5RM；舉 1 次之後，完全舉不起來的最大重量為 1RM。運動負荷是用 1RM 的百分之幾來表示，大致上 1RM 的 85% 重量可重複 6 次，而 1RM 的 67% 重量可重複 12 次。

因為肌肉強化運動的強度大，損傷的危險也大，因此我建議如果不是業餘運動員級別，就以「增肌」為重點進行運動即可。假設現在做壓腿，那麼就設定做 6 次左右以後就完全無法再做的重量來重複做 6 次，休息 90 秒左右後再次重複 6 次，總共做 3 次（3 組）。如果強度增加，同一部位的運動每週進行 1～2 次左右，有獲得充分休息的話是安全的，但如果還是有痠痛感，那麼每週最好只做 1 次。

以這種方式反覆運動的話，隨著肌力的發達，即使是同樣的重量也可以讓重複的次數增加。如果原本只能休息 30 秒，重複 12 次，那麼現在要增加重量時，就把重量提高到可以做 6 次左右的水準之後再開始做。像這樣一次一種，逐步增加重量或次數，稱為「運動的漸進（Progression）」，不要太著急，一次只要增加一種頻率、強度、持續時間等會比較安全。例如，如果我們在重量上增加了 2 公斤，那麼最好下次再增加重複次數。重量最好也一次只增加 10% 左右，如果重量過度增加 5 公斤，次數也一次性增加 2～3 次，那麼很有可能成為需要「消除」的運動。

　　在這個範圍內只做運動並不能增肌，充分供應身體制造肌肉的原料也很重要，如果攝取水分、充分休息等所有要素齊全時，就比較容易順利增肌。

強化
膝蓋運動

1

深蹲

Squat

在進行坐姿的過程中，
腰部要保持一點弧度。

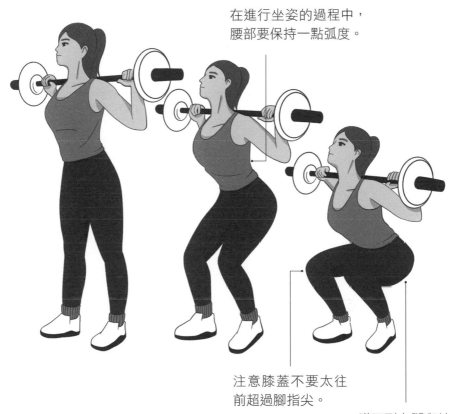

注意膝蓋不要太往
前超過腳指尖。

蹲下到大腿與地
面平行為止。

深蹲是最廣為人知的下肢肌肉強化運動。前面的基礎訓練中介紹的「抓住門框深蹲」和「靠牆深蹲」也是基本深蹲的變形。剛開始的時候先什麼都不要拿，熟練之後可以在肩膀上舉槓鈴，以下詳細描述如何使用槓鈴。

1）開始的姿勢

1. 從槓鈴支架的後面往前走，將槓鈴放在頸部下方的斜方肌上，使重量均勻。此時，槓鈴的直線下方應該要是臀部和腳部。

   ※ 把槓鈴稍微往下一點，放在後側三角肌的最上方，就能成為力量來提拉姿勢。

2. 雙手張開至肩寬以上並握住槓鈴。

3. 臀部用力，伸直膝蓋，抬起槓鈴，向後移動一步。

4. 雙腳張開至臀部和肩部的寬度之間，腳尖稍微朝外，才能更方便活動。此時肩膀和頭部稍微向後傾斜，胸部挺出，腰部有一點弧度。

   ※ 如果腳的位置發生變化，在同一肌肉內受到刺激的部位也會有所不同。

2）坐姿蹲下

1. 慢慢放下臀部，並彎曲膝蓋。

2. 背部稍微拱形（彎曲弧度），並保持肘部位置。這時背部不能彎曲。頭要稍微傾斜，視線向前看。

3. 應把重量放在腳跟，往下時腳後跟不得離地，膝蓋之間的間距也要保持固定。另外，膝蓋不能向前移動到越過腳前跟垂直線的程度。

4. 直到大腿與地面平行、軀幹開始有點向前彎，或者腳後跟快要離地等這三種形態中的其中一種為止，能下蹲的程度取決於每個人下肢的柔軟度。

5. 保持身體緊繃的狀態，不要失去控制，直到完全放下之前，都不能像彈跳一樣站起來或放鬆身體或鬆開腿部力量。

3）站立姿勢

1. 臀部用力，慢慢伸直膝蓋。

2. 保持坐姿，腰部略呈拱形，肘部位置抬高，舒展胸部，把頭稍微向後仰。

3. 為了讓體重均勻分散，要把力氣推到整個腳板上，

並且整個腳部都應該要著地，臀部也要位於槓鈴的垂直下方，重量不能向腳的外側傾斜。

4. 膝蓋也應維持在腳部的垂直上方，不得向內或向外鬆開。

5. 繼續以均勻的速度抬起槓鈴，直到臀部和膝蓋完全伸展並到達一開始的位置。

6. 完成站起來動作後吐氣。

4）注意重點

注意不要讓膝蓋彎曲角度超過 90 度，蹲得太深則稱為全深蹲（Deep Squat）或全蹲（Complete Squat），意思就是蹲在更深處。這樣的蹲法是為了刺激臀部的肌肉，通常都是運動專家才做的動作。當然，臀部肌肉發達對膝蓋也有很大的幫助，但是蹲坐到這麼深，對膝蓋來說是一種負擔過重的運動。膝蓋有疼痛問題的人沒有理由一定要用這種方式來鍛鍊臀部肌肉，如果只是為了讓臀部肌肉發達，那麼有很多更安全的運動。而且要注意的另一個問題是，在保持這個姿勢的同時，很難保持腰部筆直，因此腰椎間盤突出導致受傷的可能性很大。

還要特別注意膝蓋的位置，從側面看的時候，要注意膝蓋不要比腳尖更往前，才能避免膝蓋承受的負荷更大。但有些人由於大腿長、身體短或者腳踝僵硬等各種原因，有時很難做出這樣的動作。如果勉強做的話，腰會過度彎曲，可能造成腰椎間盤突出損傷。因此在這種情況下，在腳後跟後面放墊子也不錯，或者不要拿槓鈴直接深蹲，或如前所述抓著門框或靠在牆上做深蹲。

弓箭步

Lunge

向前伸展的腿部
大腿直到與地面
平行為止。

軀幹保持地
面垂直。

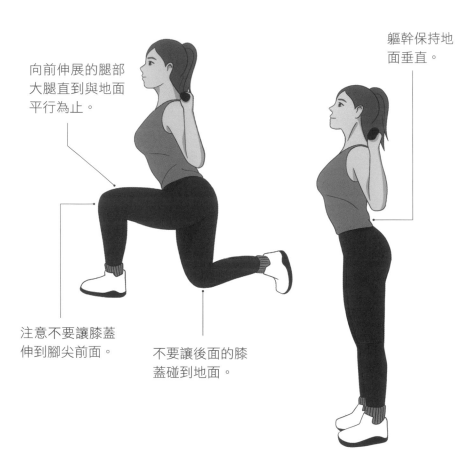

注意不要讓膝蓋
伸到腳尖前面。

不要讓後面的膝
蓋碰到地面。

日常生活和運動中的很多動作都是在雙腿張開的狀態下進行，因此，可以加強這一部分的運動，做這組讓膝蓋輪流蹲下的弓箭步運動。這個運動對於訓練大腿前側以及靠近身體的肌肉很有效，並且還能使臀部肌肉發達。

　　弓箭步可以鍛鍊出明顯的肌肉，因此對於增加臀部的彈力也很有用。剛開始可以先徒手做，熟練之後再以雙手握著啞鈴，或者為了進一步提高強度，也可以把槓鈴放在肩膀上。

1）開始姿勢

　　1. 確認前後有足夠的空間後，腳尖朝前，張開雙腳至肩寬。

　　2. 視線向前，胸部向上且向外伸展，在肩膀向後仰的狀態下維持直立。

2）前屈膝姿勢

　　1. 吸氣的同時，把其中一條腿向前大跨步往前伸展。

　　2. 當往前伸的腳碰到地面時，後腳的重心向腳面（前）

移動，後腿的膝蓋也稍微彎曲。

3. 這時前腳的腳尖要向前或稍微向內，並準確地向前移動。為了保持良好的平衡，前腳的腳踝、膝蓋和臀部關節要與地面垂直，腳不能向兩側打開，膝蓋也不能向內或向外鬆開。

4. 如果感覺到重心均勻地在前、後腳伸展，並且狀態穩定的話，就可以讓前腳膝蓋慢慢往下，此時後腳膝蓋會彎曲並朝地面向下，但不要碰到地面。

5. 軀幹應直立，與開始姿勢一樣，不得向前傾斜或視線向下。

6. 身體完全下降時的理想位置是前腳膝蓋彎曲到 90 度左右，後腳膝蓋離地面 2.5 ～ 5cm 左右。這時向前伸展的腿部大腿要與地面幾乎保持平行。

   ※ 注意不可再往下更多，或膝蓋比腳尖更靠前，這樣容易造成膝蓋疼痛。

7. 下蹲到最低時，就像坐在椅子邊緣時一樣，感覺像是向後坐（Sit-back）來施力，坐下的深度會根據臀部關節的柔軟度而有所不同，所以不要在身體不柔軟的狀態下勉強自己，否則會引起腰部疼痛。

8. 前腳平地貼在地面上踩穩，身體不要晃動。

3）站起來後換邊

1. 呼氣時，將重心移至前腳，展開膝蓋和臀部關節，後腳用力推地面，回到原來的位置。這時上半身不要向後仰，要保持與地面垂直，並保持直立姿勢。

2. 前腳向後收回，後腳的腳後跟會再次觸地，當前腳回到開始站立位置時，不能停下來或者晃動，完全回到原位後，體重要均勻地分配在雙腳上，身體也要保持和開始一樣的姿勢。

3. 不要急著換邊做，先站立保持身體平衡後，再開始換邊做動作。

雖然以上的動作看似複雜，但只要簡單理解為以下三個階段就可以了：

①一條腿向前伸展，用前腳踩好；

②向下蹲，感覺屁股往後坐（Sit down and back）；

③用前腳推著地板站起來回到原位。

4）注意重點

如果前腳踩得寬一點，前腿的臀部肌肉就會得到鍛鍊，後腿的大腿前側會伸展很多；相反地，如果步伐較窄，則可以集中鍛鍊前肢的大腿前部肌肉，但若是膝關節有異常時，做窄步練習時最好小心一點。

因為邁出的腿上承載著所有的體重，所以保持好平衡非常重要。我建議大家先空手開始練習，等到充分掌握姿勢後再逐漸增加重量。此外，我也建議大家以大腿肌肉為主進行訓練，等到熟悉之後，建議加大步伐來鍛鍊臀部肌肉的方向。

此外，前膝不能過度彎曲或讓後膝接觸地面，身體也要一直保持與地面垂直的直立姿，而且在整個動作過程中要保持平衡。

還有一個弓箭步運動需要注意的地方，就是膝蓋嚴重彎曲的情況下，膝蓋側部韌帶會鬆弛，因此周圍肌肉要抓住關節使其穩定，就是利用這點來鍛鍊肌肉。但是在這個狀態下，如果膝蓋稍微轉動的話，半月上軟骨板會稍微向

前移動，伸直膝蓋時就會回到原位；然而在回來的姿勢上，如果無力地利用反作用力或太快伸直膝蓋，未能及時回到原位的半月上軟骨板可能會被骨頭絆住而產生撕裂。因此，此運動不僅不適用於初學者，也不適用於關節炎患者，最好是充分練習前面說明過的兩腿一起移動的基礎運動之後再進行挑戰。

此外，弓箭步對於喜歡腿部向前伸的動作較多的足球、網球、羽毛球、擊劍等的人來說，具有提高運動執行力和預防受傷的效果。

腿部推舉

Leg Press

腿往上遠離身體抬
到底，然後再往下
彎曲。

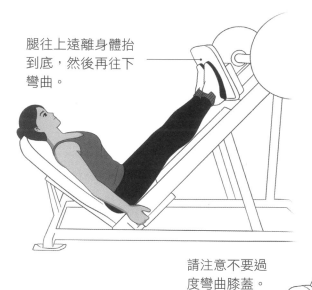

請注意不要過
度彎曲膝蓋。

頭部、後背和臀
部都要緊貼靠
背，運動時注意
不要往下掉。

如果膝蓋在健康狀態下，為了強化肌肉而運動時，其中最好的運動之一就是腿部推舉。這個運動在膝蓋狀態好的時候做，能夠打造結實健康膝蓋的強化運動，但若是膝蓋已經受損就屬於該「消除」的運動，請大家務必記住這點。

　　「Press」是指向遠離身體的方向推的運動。為了讓腿部、肩部及胸部的肌肉發達起來，我們會做腿部推舉（Leg Press）、坐姿肩推（Shoulder Press）以及仰臥推舉（Bench Press）來鍛鍊肌肉。相反地，彎舉（Curl）則是拉近身體的運動，代表性的運動有練二頭肌的錘式彎舉（Hammer Curl）以及練大腿後側的腿部彎舉（Leg Curl）。

　　腿部推舉與深蹲一樣，不僅可以鍛鍊大腿前後肌肉，還可以鍛鍊臀部肌肉，而且因為使用負重訓練機具，所以比深蹲更安全。腿部推舉的優點是只要稍微改變腳的位置，就可以改變重點鍛鍊的肌肉。

① 稍微張開雙腳，放於踏板上側：刺激臀部肌肉和大腿後側的腿筋。

② 適當張開雙腳放於踏板下方：集中刺激大腿前側。

③ 雙腳向外打開：刺激大腿內側的內前肌。

④ 雙腳向內靠攏：促進大腿四頭肌的發達。

1）開始姿勢

1. 頭部、背部和臀部要緊緊地固定在靠墊上，靠背能夠支撐腰部，因此由於腰痛而無法做深蹲的人也可以用腿部推舉來較安全地鍛鍊下肢。

2. 抓住椅子兩邊的扶手。

3. 大腿和小腿要保持直角。

4. 調整椅子的位置，使大腿和腳墊幾乎維持平行狀態。此時如果膝蓋過度彎曲，會變成有點蜷縮的姿勢，可能會導致關節受損。

5. 將腳張開至臀（或肩）寬，放在腳墊中間，兩腳尖向外稍微張開。

2）推蹬姿勢

1. 慢慢張開臀部和膝蓋關節，將腳板向前推。

2. 此時大腿和小腿應保持平行，不得向內側或外側移動，這樣大腿周圍才能充分受到刺激。

3. 推到膝蓋完全伸直為止，但是不能不用大腿前側肌肉而只用身體的力量撐住，大腿要一直維持用力的狀態。

4. 推蹬姿勢以 5 秒的節奏進行，推到最高處也不要停下來，持續反覆推蹬。

3）返回姿勢

1. 推到底時不要只用身體重量支撐或停下來，而是要接著慢慢彎曲臀部和膝蓋關節，回到一開始的姿勢。

2. 這時不能放鬆直接彎下腳來，要用全身的力量控制腿部動作變慢。

3. 此時頭部、肩膀、背部和臀部務必要緊貼靠墊，保

持壓力均勻。

4. 回來的姿勢也要以 5 秒的節奏進行，回到原位後也不要停下來，直接重新往上推，來回做 8 次左右，要在 80 秒內持續刺激大腿肌肉才算是有效運動。

4）注意重點

　　有幾個大家常出錯的姿勢，要注意不可以把腳後跟從腳墊上移開，臀部翹起或手不抓住把手，運動期間不保持兩大腿平行，膝蓋向內收攏或向外張開等，通常都是勉強舉起過重的重量時會發生，此時應降低重量，姿勢正確比較重要，進行 6 ～ 12 次，可以減少腰部損傷等其他危險，鍛鍊大腿肌肉。妥善鍛鍊大腿肌肉可以抵消衝擊，讓膝蓋更健康。

硬舉

Deadlift

舒展胸部和背部，
以自然伸展膝蓋的
感覺將槓鈴提上來。

在舉槓鈴的時
候，腰部保持一
點弧度。

因為是用身體抬起
來的，所以手肘要
保持伸展的狀態。

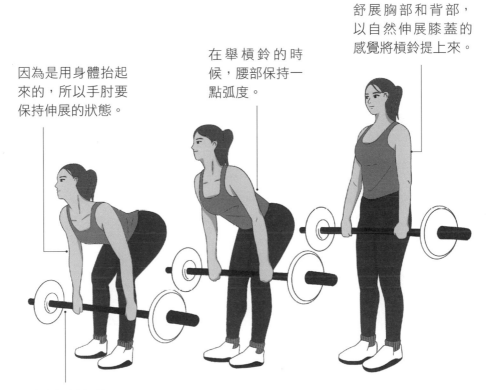

請讓槓鈴保持
靠近小腿。

最後我要介紹的硬舉是與仰臥推舉和深蹲一樣的代表性肌肉運動。它不僅是能夠鍛鍊大腿、臀部肌肉，還是可以培養全身肌肉的綜合運動，通常被分類在「背部運動」。

前面的運動可以集中鍛鍊大腿肌肉，如果想要一次性地鍛鍊出各部位的肌肉，就可以挑戰看看硬舉，尤其硬舉與從地面抬起東西的動作相似，只要好好訓練，對於預防腰部疼痛也很有效。

1）準備姿勢

1. 把腳張開到肩膀寬度，稍微往外轉，站在槓鈴前面。這時膝蓋也要一起轉過來，而且膝蓋骨會稍微朝外。
2. 彎曲膝蓋至大腿與地面平行或者略高於地面後，在兩側膝蓋外側完全展開手肘，讓它比肩稍寬。
3. 為了減輕腰部的負擔，要把槓鈴靠近小腿前脛。
4. 在抬起槓鈴之前要先檢查以下幾點：背不能彎曲，應保持平整或略呈拱形；斜方肌鬆弛，把胸挺直向上、向外伸出；肩胛骨也要固定好；頭不能向前垂下，應與脊椎呈直線或微微伸展，抬頭挺直向前或

稍微向上看，有助於挺直背部；腳後跟應緊貼地面，讓重心稍微靠前，大概落在腳的中間。

2）抬舉動作

1. 挺胸深吸一口氣。在腰部和腹部用力的狀態下，伸直膝蓋和腰部慢慢抬起槓鈴。這時頭部要與脊椎保持直線，胸部要向前挺。

2. 把槓鈴往上提時盡量保持靠近小腿前脛，重心向腳後跟方向移動，穿過膝蓋時重心稍向前移，腳後跟要緊貼地面。

3. 挺直身體，伸展膝蓋和腰部。身體不能過於向後伸展，要展開背部，以自然伸展膝蓋的感覺往上提，並把槓鈴放在大腿前側。

4. 完全抬起之後呼一口氣。此時手肘要伸直，因為是用身體和大腿的力量抬起槓鈴的運動，所以不能彎曲著手肘抬高槓鈴。

3）放下動作

1. 慢慢彎曲腰部和膝蓋，放下槓鈴。

2. 要挺起胸膛，保持背部平整；膝蓋彎曲之後自然地彎下腰。

3. 沿著大腿和小腿，保持距離往下滑，不能直接放鬆讓槓鈴往下掉。

4. 槓鈴碰到地面後不要停下來，直接重新舉起來。

4）注意重點

在沒有挺胸且腹部和背部用力的情況下，如果過度抬高重量會造成背部彎曲，這種情況下腰部可能會受傷，所以最好從輕一點的重量開始，以正確的姿勢來進行此運動。

除了典型的硬舉外，還有腳站得更窄、膝蓋幾乎伸直的「直腿硬舉（Stiff-legged Deadlift）」以及像相撲選手一樣張開雙腿來做的「相撲硬舉（Sumo Deadlift）」。

雖然深部脊椎肌肉可能會受到更多的刺激，但硬舉這個動作對腰部的負擔更大，因此腰痛病患最好不要做這項運動。相撲硬舉可以進一步鍛鍊大腿內側的肌肉，在開始姿勢下腰部不會傾斜，因此對腰部的負擔相對較小，但如

果舉起太多的重量，內轉肌或腰部受傷的危險也會增高，因此要特別注意。

　　再次強調，這裡介紹的運動是強化階段的運動，如果在最小限度沒有疼痛感的範圍內輕輕做的話，在消除階段也可以嘗試去做。透過這項運動可以讓膝蓋周圍的肌肉變強，膝蓋的穩定性會大大提高。而且在日常生活中，就算做了會造成膝蓋損傷的動作，對膝蓋的損傷程度也會減少，進而延緩或預防關節炎。

What & How ③

什麼樣的運動以及該怎麼做？
→有氧運動

　　前面所介紹的運動大部分都是針對膝蓋周圍肌肉的肌力、增肌與肌耐力等阻力抵抗運動，但是如果我們想要維持健康生活，不可或缺的運動其實是有氧運動。

　　有氧運動是比阻力抵抗運動強度低、長時間連續，可利用氧氣燃燒碳水化合物或脂肪來產生能量。有氧運動有助於預防或改善肥胖、高血脂、高血壓及糖尿病等代謝性疾病。

　　但是如果時常進行慢跑、快跑、上下樓梯或登山行軍等有氧運動會對膝蓋帶來很大的負擔，甚至可能會需要換

心和換膝蓋的結果，如果再加上膝關節炎，那麼最終步行量會減少，心臟再次惡化，因此通常不太推薦做這些運動。

意思也就是說，這種高強度有氧運動只適用於健康的20～30歲人士，或者從年輕時就開始鍛鍊身體的人。如果膝蓋稍微感到不舒服，我推薦盡量在讓膝蓋負擔較小的平地上快速行走或從事騎自行車、游泳等運動。40歲以上的人如果膝蓋有疼痛感，跑步就不是「強化」運動，而是應該「消除」的運動。

除此之外，很多肥胖症患者連走路都會讓身體感到很有負擔，這時如果為了減輕體重而過度從事跑步等運動，那麼有氧運動的效果也會隨著膝蓋疼痛而消失。如果體力真的不好，最好從水中開始步行，透過游泳或靠背室內腳踏車等有氧運動培養體力和最低限度的膝蓋周邊肌肉力量後，再來挑戰步行等。

最後我們要記住，要盡量珍惜使用膝蓋，保持年輕時的有氧能力和膝蓋周圍的肌肉力量，才能長久地以健康的膝蓋走下去。

✚ 跨步走

「膝蓋痛，但是想跑步。」登山或跑步對某些人來說像毒品一樣讓人上癮，但就算用快走代替，也會對膝蓋造成負擔，這時有個能夠減少對膝蓋傷害的運動方式，就是跨步走。

跨步走主要是應用在大腿前側肌肉麻痹，而使用臀部肌肉走路的病患上，將步伐縮小，向前邁出的腳彎曲並抬腿跨出，再往下踩，另一隻膝蓋稍微伸直往下彎。這樣的方式可以多使用臀部肌肉走路，膝蓋所承受的負擔能夠和臀部來分散減輕，只是此時臀部肌肉會比平時多用一點力，不是奇怪的步伐，所以不需要擔心。

現代人坐在椅子上的時間很長，因此臀部肌肉隨著年齡的增長急劇萎縮，就像氣球消氣一樣，脂肪變成了下垂的屁股，這不僅僅是外形問題，還是引起腰痛的危險因素。因此，跨步走可以減輕膝蓋的負擔，還可以鍛鍊臀部肌肉，一舉兩得，當然，結實的臀部是這個運動的附加價值。

跨步走可以利用彈力帶練習，將大腿纏上彈力帶走路

時，膝蓋會比平時走路要彎曲得更多，在邁出的前腳要放下來的時候，可以感受到臀部的用力。

✚ 高強度間歇訓練（HIIT）

阻力抵抗運動是無氧運動，無法同時達到有氧，也就是使用很少氧氣的運動，而有氧運動則是利用氧氣燃燒脂肪和碳水化合物的運動。此外，根據運動的特殊性法則，如果想要做好某種特定運動，就要努力專注只做那一項運動。

但眾所周知，有氧運動跑步需要最少持續 20 ～ 30 分鐘以上。「聽說有氧運動很重要，但是還要保護膝蓋的話，就不知道該怎麼做了。」當然有解決這個問題的方法，就是「高強度間歇訓練（HIIT，High Intensity Interval Training）」。

間歇性訓練不僅能增強有氧體力，還能有效減少體內脂肪。一位名叫特倫布雷（Trembley）的研究人員於 1994 年報導了高強度的間歇性訓練組比低、中等強度的連續有氧運動組減少更多體脂肪這件事。令人訝異的是，儘管高強度組的總熱量消耗較低，但還是出現了這樣的結果。根

最大強度標準 %	持續時間	運動：休息比率
90~100%	5~10 秒	1：12~1：20
75~90%	15~30 秒	1：3~1：6
30~75%	1~3 分鐘	1：3~1：4
20~30%	3 分鐘以上	1：1~1：3

據 2011 年的報導，在 12 週內進行每週 3 次，每次 8 秒的全力跑步和 12 秒的恢復（一組共 20 秒）重複 20 分鐘，結果脂肪量減少了 2 公斤，內臟脂肪減也減少了 17%。

普通運動的休息標準如上表所示，例如以 30 秒左右的全力騎自行車、游泳、跑步等後休息 2～3 分鐘，再以重複的方式進行的話，可以培養出與少運動但同一時間持續運動相似的有氧體力。

這個方法具有減少膝蓋消耗、減少脂肪、培養有氧體力的優點，但由於伴隨著高強度運動，所以不推薦相關運動初學者及肥胖症患者來做。

✚ 登山

前面提到膝蓋疼痛時，登山是應該要避免的運動，但

如果是健康狀態的膝蓋，登山有很多優點。可以達到有氧運動的效果和強化大腿肌肉，以減少膝蓋疼痛，還具有森林浴的療癒效果。

但缺點是登山者很容易沒注意「已超過生理負荷範圍」。我相當了解，因為我也曾因像吸毒一樣沉迷於登山的快樂而犧牲了膝蓋。而且登山途中發現膝蓋不舒服也很難馬上退回去。下山比上山膝蓋所承受的負荷更大，在負荷較少的情況下，如果上山的時候已經感覺「超過生理負荷」，那麼下山時該怎麼辦呢？正如前面所說，跳躍時膝蓋受到的衝擊是體重的 20 倍左右，所以此時應更小心翼翼地走而不是蹦蹦跳跳下山。

為什麼爬山時膝蓋的負荷比走在平地還要大呢？這是因為膝蓋通常在伸直的狀態下差不多彎曲至 145 度；正常行走下至少彎曲 60～70 度；如果走樓梯，至少要彎曲 90 度以上。但爬山時通常不得不讓膝蓋彎曲很多，而且在這種情況下還要承受體重，導致膝蓋的壓力也會增加，因此在上下樓梯或登山時，要特別注意不要讓膝蓋受到太大的衝擊。

爬樓梯 & 登山時減少膝蓋損傷的方法

① 上樓時把腳踩到樓梯內側，儘量讓膝蓋少彎曲一點。
② 下樓時緩慢走，不要咚咚咚地往下快走或跑。
③ 避開階梯式登山路。用木頭或水泥做出來的那些密密麻麻的樓梯質地很硬，和泥土地不同，而且無法選擇放置腳的位置。
④ 使用登山杖。拄著登山杖的時候，膝蓋受到的衝擊將會分散到兩個登山杖上，但要注意握著登山杖的手腕不能受到太大的壓力。
⑤ 戴上護膝。彎曲膝蓋時不要彎曲得太多，保持骨骼原位，讓受到衝擊時能夠提供穩定性。

　　登山是最因人而異，而且功能極限曲線也是每個人各不同的運動了。如果是輕微的登山鍛鍊狀態或是從年輕時就常去登山的人，功能極限曲線通常會向上走，所以一般來說都沒有問題，但如果膝蓋已經開始疼痛了，功能極限曲線幾乎就會馬上降到底，也就是說，比起登山，我們更適合從周圍的平地開始練習行走。

運動完後必須恢復膝蓋的狀態

　　無論如何輕微，運動後必然會造成膝蓋的損傷，但這個損傷是長出新肉後更加結實的膝蓋，還是讓情況會越來越惡化，演變成關節炎，取決於各自的選擇。如果只遵守運動時不造成嚴重損傷的原則，那麼現在應該集中精力在膝蓋恢復上，這部分一直被忽視，但其實和運動一樣重要。

✚ 戒酒＆泡熱水澡

　　酒精會使發炎症狀惡化，最好不要喝酒，真的想喝酒的話，節制地喝 1 罐（330mL）啤酒或者 1～2 杯酒就好。

要是膝蓋沒有腫起來的話，可以洗熱水澡。但要注意若是感覺膝蓋有點僵硬，那就是已經腫起來了。如果覺得自己似乎運動過度了，那麼最好泡冷水 5～10 分鐘左右。冷水、冰敷可以消腫，熱水澡則可以促進血液循環，幫助恢復。

✚ 肌肉修護霜

市面上有販售與熱水澡或冰敷效果相似的藥膏或修護霜，在運動後的 1～2 天內認真塗抹的話，有助於身體恢復，如果稍微有疼痛感，那麼在運動前使用會比較好。選擇天然成分會比化學成分更好，因為比起短暫地有效果，能夠幫助緩解過度發炎、促進再生的產品更好。

✚ 日常生活

運動後 1～2 天內要更注意地避免蹲下、爬樓梯或者盤腿等習慣。我們常會看到原本就因運動而過度疲勞導致受損的膝蓋，受傷狀況更嚴重的情況。因此在運動後，其他的日常生活中要更加注意，才能克服輕微的運動損傷，讓身體肌肉長得更加結實。

如何正確使用護膝

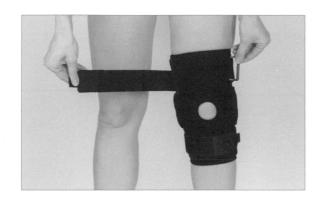

1. 兩邊都戴上護膝吧

　　最好兩腳膝蓋都戴上護膝。通常我們只會幫疼痛的一邊戴上護膝，但那樣的話，體重會更集中在不痛的那一邊，稍有不慎就會造成兩邊都疼痛的慘劇。而且如果只戴一邊護膝，走路會變得不自然，腳踝或臀部等其他部位可能會出現疼痛，但兩邊都戴上護膝的話，比較可以均衡正常地走路。

2. 膝蓋前面對準護膝的孔

護膝前面有一個圓孔，這是為了減輕對膝蓋骨的壓力，使膝蓋骨保持在應有的位置。因此，在戴上護膝之前，最好先摸一下膝蓋前方的膝蓋骨部位，掌握位置之後再戴上。當然，有時因為褲子或者移動的時候會導致護膝錯位，但在這種情況下只要解開之後重新戴上就可以了。

3. 請包裹膝蓋內側纏繞

最好用護膝的尼龍黏扣束帶包裹容易受損的膝蓋內側，且上方的束帶最好從內側開始包裹與底部幾乎平行的膝蓋骨上側股四頭肌部位。此外，下方的束帶可沿著鵝掌肌腱的方向稍微斜斜地向下纏繞，可預防鵝掌肌腱炎與滑囊炎。

4. 收緊到稍微鬆一點點的程度

也有人認為護膝要盡可能纏緊會比較好，所以就很用力纏，但這樣會造成膝蓋無法正常彎曲，也無法自然地走路。此外，登山、爬樓梯也會變得很不方便，最後有可能導致直接放棄不爬山了。

如果束得太緊可能會壓迫血管，導致膝蓋以下血液循環不良。偶爾有人說戴護膝的話腿會腫起來，所以不喜歡戴。但這時只要稍微放鬆一點，讓戴護膝的感覺更舒適，那麼從長遠來看對膝蓋會更好。

5. 最好不要直接接觸皮膚

　　由於護膝通常不會使用高級材料，因此直接接觸皮膚時容易產生發炎或過敏，流汗時容易長痱子，因此最好不要直接戴在皮膚上，可以戴在褲子上最好。

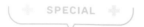
膝蓋貼紮法

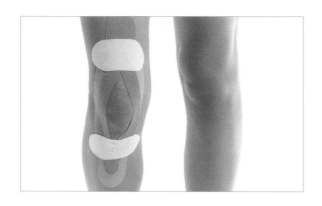

　　貼紮膠帶有類似護膝的效果。有很多膝蓋貼紮法，但在這裡我只先介紹比較簡單的，核心重點在包住膝蓋骨。

　　準備兩片貼紮膠帶均剪成 Y 字形。一片從大腿四頭肌，也就是大腿下部 1/3 處開始貼，要注意的是要在膝蓋彎曲的狀態，也就是要在大腿前側肌肉拉長的狀態下貼紮。只有這樣貼紮才能在移動時也不輕易脫落，能夠牢牢地抓住膝蓋。先將 Y 字裂開的部分對準膝蓋骨部位測量過後，沿

著大腿四頭肌貼好，Y 字部分只要包裹住膝蓋骨貼好即可，另一條貼紮膠帶則用同樣的方法從下往上貼。如果很難剪成 Y 字型，可以分兩次，一次貼在外側，另一次從內側包住膝蓋骨。

為什麼要包住膝蓋骨呢？因為過度彎曲膝蓋時，通常膝蓋骨會向外脫落，相當於火車出軌，這時軟骨會被刮傷或被割傷而受損，我們可以透過貼紮膠帶將這種損傷最小化。

接下來只要加強脆弱的肌腱部位就可以了，通常會穿過髕腱，也就是膝蓋骨下方，或沿著疼痛的部位黏在一起，就算沒有貼得很準確也沒關係，因為沒有正確答案，所以可以嘗試用各種方法來貼，找到讓自己的膝蓋最舒服的地方就可以了。

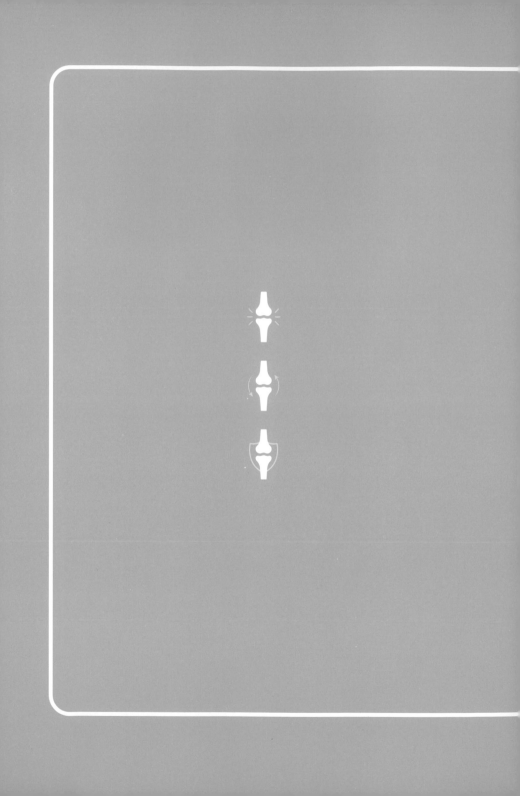

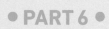

● PART 6 ●

膝蓋管理指南第 4 階段
── 治癒 Healing
真正的答案在於自身的恢復力！

避免吃會引起發炎症狀的食物

當身體在任何部分發炎時，血液中的 CRP（C 反應性蛋白）數值就會升高，而發生心血管疾病的危險機率就越大。實際上，為了預防這種情況，比起調節壞膽固醇（LDL—膽固醇），更重要的是降低全身的發炎症狀。如果身體的發炎指數高，那麼乍看沒有任何關聯的關節炎等筋骨系統疾病也很難好轉。

透過血管就能知道，患者有沒有好好照護身體發炎症狀。正如「人的血管會隨著年齡的增長而變老（Aman is as old as his blood vessels）」一樣，如同向全身各個角落提供

自來水的血管健康才是衡量健康與老化的尺度，也就是說「血管年齡＝身體年齡」。

身體會不會發炎幾乎是由飲食決定的，如果吃引起發炎的食物，不僅會引發動脈硬化、心臟病、失智症，關節炎的可能性也會提高，因此要避免吃會誘發發炎症狀的食物，並多吃可減少發炎的食物。

另外，肥胖本身不僅會增加 CRP 數值，也是關節炎的最大危險因素，因此，適當維持體重對關節健康至關重要。

① 肉類

關於老化，近年來「肌肉減少症（肌少症）」成為熱門話題。隨著年齡的增長，肌肉量會減少，這與許多疾病有關。要想維持肌肉量就必須攝取蛋白質，雖然如此，但其實維持大量吃肉的飲食習慣並不好。

隨著年齡的增長，身體會越來越難消化蛋白質，在攝取量下降的情況下，很難戒掉身為蛋白質主要攝取來源的肉類。但如果想要完全不要產生誘發疾病和老化的脂質過氧化物和 AGEs（糖化終產物），我認為最好從 40 ～50 歲

開始就逐漸轉換成素食飲食。並且為了關節的健康,最好維持植物性蛋白質的攝取量,或者在肌肉骨骼系統有問題的時候增加攝取量。尤其大豆等植物性蛋白質中含有大量的側鏈胺基酸,就算肝臟功能不佳者,也可讓血液中的白蛋白數值升高(譯注:白蛋白為構成細胞基本物質的蛋白質,能夠協助身體運輸多種代謝物質,大部分由肝臟生成,減少時可能會發生肝病或腎臟疾病)。

肉類、乳製品中含有的 Omega-6 脂肪酸(ω-6)是必需脂肪,但攝取過多反而會加重發炎症狀,尤其是現代人攝入的 Omega-3 脂肪酸(ω-3)和 Omega-6 脂肪酸的理想比例超過 1:4,幾乎在 1:20 左右,因此如果患者有發炎症狀時,應減少肉食、乳製品和含有較多 Omega-6 脂肪酸的大豆和玉米精煉油(食用油)的比例,增加 Omega-3 脂肪酸的攝取量。

② 加工食品

加工食品中常使用的液態果糖和砂糖是提高中性脂肪、胰島素、尿酸和血壓的主要原因,因此,食用過多會增加罹患糖尿病與痛風的危險,也會造成血小板凝聚,產

生血液循環障礙，降低免疫功能。此外，果糖還會產生製造發炎症狀物質的糖化終產物—AGEs（糖化終產物），不僅會引發心臟病、糖尿病，還會促進老化，當然關節炎症也會跟著惡化。人們通常都只認為零食很危險，但還要特別小心果汁、軟性飲料以及含有液態果糖的飲料。

③ 高溫烹飪食品

　　你有沒有把橄欖油打開蓋子放太久或是放在火的旁邊過？那樣做的話，很快就會出現臭味，因為在化學上與空氣中的氧氣結合後變質了。那麼就算它是對身體再好的橄欖油，如果出現那種味道，也不會有人想吃，因為光聞到味道就覺得對身體不好了。

　　在推薦好的餐食時，我們很少考慮到這種差異。壞掉的橄欖油和新鮮的橄欖油一樣燃燒的話，每克同樣都會產生 9kcal 熱量的脂肪，並且不是反式脂肪，而是不飽和脂肪這一點也是完全一樣的。實際上，在進行營養調查時，我們沒辦法知道食用多少新鮮的橄欖油以及食用多少壞掉的橄欖油，因此在分為飽和脂肪、不飽和脂肪的脂肪中，統一用攝取量進行調查時，只能說吃太多會發胖，心血管

疾病的發病率也會增加。但如果攝取同樣的量，那麼正常的和壞掉的油，對健康的效果是否相同呢？我們很清楚顯然不是。

我們不會故意找壞掉的油來吃，那到底在哪裡吃到這些壞掉的油呢？大家應該都發現了，把油直接加熱的話，就會和壞掉的差不多。油的劣化現象在高溫下會出現得更快，因此如果長時間暴露在空氣中、放在直射光線下或者長時間放在瓦斯爐旁，效果一下子就會顯現出來，這就是所謂的烤或炒。雖然植物油也是個問題，但更大的問題是與肉一起燒烤時燒焦的油，這時產生的脂質過氧化物會生成活性氧類（ROS - Reactive oxygen species），引發癌症、動脈硬化與失智症等。因此**為了減少脂質過氧化物的產生，熱烹調應該使用發煙點較高的油，建議使用精煉葡萄籽油、精煉椰子油等**。單不飽和脂肪酸含量較高的橄欖油，由於特級初榨油的發煙點較低（160～180℃），建議用來當做調味油，而使用發煙點高（200～240℃）的精煉橄欖油進行煎炸。此外棕櫚油、菜籽油雖然發煙點較高，但分別含有大量的飽和脂肪和 α - 亞麻酸（高溫下可產生致癌物），必須小心。

通常我們認為提高心臟病的發生機率的膽固醇也是如此。膽固醇不穩定，易被氧化，尤其是暴露在空氣（氧氣）中並加到高溫時，會迅速氧化。純粹的膽固醇吃起來反而不容易發生動脈硬化，但氧化的膽固醇會引發動脈硬化，因此，我**建議在烹調膽固醇含量高的蛋黃時，為了不讓膽固醇暴露在空氣中，建議煮熟或煎成荷包蛋**。此外，**煎蛋時最好不要把蛋黃弄破**，因為煎蛋時打碎蛋黃也容易導致它氧化，所以要小心。

人們普遍認為肉類中的飽和脂肪和膽固醇含量高，會對心血管系統造成問題，但真正的原因是食用肉類的話，會大量攝入在高溫下烹煮時產生的脂質過氧化物和氧化膽固醇。再加上在 120℃ 以上的溫度烹調時，蛋白質與糖分結合而糖化之後，經過烤得焦黃的梅納反應（Maillard Reaction），最後會產生糖化終產物，而引起身體發炎，產生很多活性氧類，引發多種心血管疾病，促進老化。也就是說，**比起肉的脂肪本身，燒烤肉類時所產生的多種毒素更會引發心血管疾病和癌症**。因此，如果要食用肉類，比起烤肉，用燉煮的方式會更好。最後我們發現飲食其實也像運動的六何法一樣，吃什麼（what）很重要，但烹飪方

法（how）也很重要。

④ 酒類

攝取適量的酒精，CRP（C反應性蛋白）數值會減少 35%，但如果攝取過多，CRP反而會上升，兩者呈現U字形關係。不過所謂適量的酒精只是單純的平均值，是否含有果糖或者攝入糖化終產物等各種變數很多，因此最好只在健康的時候偶爾飲用，身體發炎的時候不要喝。

講到酒精的作用，我們通常只會想到中樞神經系統抑制作用，表現出來的就是醉酒反應，並且一直認為酒的高熱量會造成肥胖。但其實酒精也是一種藥物，我認為酒類顯然與腐壞油脂之間具有互相增強的作用，當吃了腐壞的油，又喝了酒，那麼不管飲食上有多完善，膽固醇數值或者其他數值也很難恢復正常。

因此，我建議從45歲以後就盡量減少飲酒或酗酒，因為從那個時候開始，人體的所有平衡都會急劇向促進老化的方向傾斜。當然，疼痛也是一樣，如果我們身體的某個地方有發炎症狀，例如勉強去登山，假設膝蓋軟骨出現了細微的發炎症狀，那麼下山後喝的一瓶燒酒必定會使那個

部位更加發腫，只是因為不是皮膚表皮所以看不見也感覺不到。有時候膝蓋腫或痠痛，我們可能只以為是自己太勉強了，但如果這種情況反覆出現，膝蓋發炎症狀和身體狀態就會崩潰。

當然最好是不要喝酒，尤其是當某個地方受損，且還沒完全恢復之前。但是也會有覺得「人生如果喝不了酒，那還有什麼樂趣？」的人，在身體沒有發炎的情況下可以喝1～2杯，但中間間隔時間要拉長一點，如果是應酬或是不得不大量飲酒的情況下，那麼推薦使用後面這些方法。

減輕因酒精而造成傷害的方法

1. 一杯酒，一杯水

　　第一種方法是多喝水。酒精有利尿作用，會讓很多水分從尿液中排出，因為分解進入體內的酒精也需要很多水。

　　去 1、2 次廁所後，就會開始出現口渴或想要喝啤酒的惡性循環，所以要儘量把水瓶放在身邊，喝酒中間喝一杯水。雖然這個方法可能讓我們多去上幾次廁所，但如此既能讓我們享受喝酒，又能防止身體脫水。脫水是最糟糕的，因為不僅會醉得更厲害，還會加速老化。請記得，隨著年齡的增長，我們的身體若無法保持水分，就會開始出現很多老化症狀。

2. 一次只喝一點酒

　　以一次喝十分之一、只喝一點點的想法來維持酒杯內的量。喝酒時最好不要一飲而盡，也不要一直喝，要讓自己認知到只能喝一點，習慣了之後就能減少喝酒的量。帶著以喝十次才能喝完一杯的想法，來減少一口喝下的量。

3. 飲酒前後補充維生素

　　過量飲酒會消耗維生素 B 群，解毒過程中會產生大量的活性氧類，所以最好攝取維生素 B 群和能夠維持肝臟解毒劑麩胱甘肽濃度，防止 DNA 損傷的維生素 C 比較好。維生素 C 是水溶性，身體中多餘的量會隨著尿液排出，所以比起一次吃很多，經常攝取一點會更好。

　　最好在去喝酒之前、喝酒的中間還有睡覺之前都食用維生素 C，飲酒的隔天最好分三次以上，在用餐的時候一起食用，睡覺前裝一大杯水喝下去更好。

4. 飲酒過量後請克制運動

　　飲酒過量後的第二天，除了稍微步行之外，建議盡量不要過度運動。在身體疲憊的日子裡，肌肉力量、肌耐力等所有執行力都會減少，如果拿起和平時相同重量的運動機具，受傷的可能性非常大，酒精引起的發炎症狀也很有可能持續更長時間。如果一定要做，那麼最好只做平時運動強度和運動量的三分之二以下。

攝取緩解發炎的營養素

① OMEGA-3

如果健康的人食用 Omega-3，CRP 數值會降低 11% ～ 12%（服用五週），膽固醇高的人食用 CRP 會降低 25%（服用三個月），心肌梗塞病患則會降低 48% 左右（服用十二個月）。

Omega-3 包括亞麻籽提取油和從魚類中提取的油，魚油因為對細胞健康有益的 EPA、對大腦健康有益的 DHA 含量高，所以效果很顯著。另外，**抗氧化作用不僅能緩解關節炎、大腸炎和月經痛等，還能預防動脈硬化、提高記**

憶力、鎮定情緒等，對大腦功能產生正向的影響。

② 維生素 C

維生素 C 也有助於緩解發炎症狀，建議每天至少攝取 500mg，如有心血管疾病，則建議攝取 1000mg 以上。維生素 C 可合成膠原蛋白，幫助維持肌腱、骨骼、血管、皮膚等彈力，防止組織老化，具有抗氧化作用，也可抑制冠狀動脈疾病，是關節炎和防止老化所必需的成分。

常見的副作用是可能會引起腹瀉，可先減少食用份量後再慢慢增加即可，而且也有改善便祕的效果。另外，維他命 C 可能導致尿酸增加，若已被診斷為痛風的人，要注意不可服用過量。

也有很多論文的論點認為維生素 C 對於發炎無效，但是這些論文大多是以比一天所需量少很多的程度來做研究，或者其效果也是以大眾為對象，討論與不吃維他命 C 的時候相比，疾病減少了多少等，當只以大框架來看的時候，很難判斷個別效果。因此，以目前公佈研究的結果來看，比起對身體有害，對身體有利的可能性更高，因此我認為維生素 C 是可以服用的。

③ 鋅

　　鋅不僅能減少 CRP，還能促進男性荷爾蒙的分泌，因此更有利於中年以上的男性。但鋅會妨礙銅的吸收，長期服用時建議每 15mg 攝入 1mg 左右的銅，有助於維生素 B 的吸收，因此比起單獨只吃鋅，最好吃含鋅、銅、維生素 B 的綜合營養劑，再加上維生素 C 會更好。

「肥胖」是關節疼痛的主因

我們都知道，腹部肥胖本身會誘發我們身體慢性發炎，不僅會提高發炎物質（CRP），還會引發代謝症候群、糖尿病、高血壓、脂肪肝等各種慢性疾病。此外，體重也是造成膝關節炎的直接危險因素。當體重增加 1 公斤，在平地上行走時只會增加 1 公斤的壓力，但爬樓梯或跑步時的負荷卻會增加 5～10 公斤以上（會增加 5～10 倍），也就是說，如果體重增加了 3 公斤，實際上可能會增加 30 公斤以上的巨大負擔。此外，隨著年齡的增長，恢復力的範圍越來越窄，10 公斤以上的負擔可能會直接導致軟骨、韌帶損傷，所以維持體重這點很重要。

通常想要減肥者十之八九都會認為「要運動」，但肥胖真的是因為運動不足所引起的嗎？很遺憾，只有極少數的情況下是對的。《男士健康（Men's Health Magazine）》雜誌的前主編大衛·津琴科（David Zinkzenko）表示：「腹肌不是在體育館（Gym）塑造，而是在廚房（Kitchen）裡製造的。」健康的飲食都可以塑造80%以上的帥氣腹肌了，更不用說可以保持適當體重了。

很顯然地**影響體重的不是運動，而是飲食療法**。當飲食療法讓脂肪開始消失時，運動的效果就會顯現出來，肌肉也會清晰可見。因此，我在治療肥胖症患者時，第一個月通常不會要患者去運動。從一開始就要運動和飲食療法並行就很難，所以可以先集中精神在於養成健康的飲食習慣。重要的只是順序而已。要先「消除」，所以食療為先，如果只為了盡快取得好的結果而改變順序，那麼只會導致疼痛、挫折以及減重失敗的結果而已。

預防肥胖的飲食習慣

　　從肥胖症者的日常模式來看，很多人都不知道根本問題是什麼，或者只接受對自己有利的資訊，常導致負面行為變得僵化，有時候明明知道卻難以實踐。想要矯正這些部分需要用認知行為治療（CBT，Cognitive Behavioral Therapy）。有些醫生或專家說肥胖症者瘦不下來是因為缺乏健康的意志，甚至對於所有患者都使用統一的標準，但這是不對的，應該要了解每個病患的不同行為模式和習慣，找到合適的才對。在這裡我想介紹一下我曾實踐過的方法，與現有醫學建議結合、調整的飲食習慣。

✚ 早餐吃少許，午餐則想吃什麼就吃什麼

如果完全不吃早餐的話，那麼從前一天晚上到隔天中午的 16 個小時之間都會處於空腹狀態，這時候我們的身體就會察覺到營養不足，為了防止不必要的浪費，會將卡路里的庫房門鎖上，導致卡路里消耗量（基礎代謝量）減少。

再加上睡覺期間為了維持身體的血糖，早上血糖庫已經消耗殆盡，在這種情況下，如果還大量使用能量，必然會陷入疲勞和低血糖，最後導致暴飲暴食。此外，為了正常大腦活動，神經傳達物質主要會在早上製造，因此只有把早餐吃好，才能順利地進行日常生活。

那早餐該吃什麼呢？建議吃以蛋白質為主的飽足早餐，如此較容易調節食慾，也比較不會想吃零食。根據一項研究結果顯示，如果早餐熱量的三分之一左右是攝取蛋白質的話，那麼基礎代謝量就會增加 20% 左右。

午餐則可以忘記減肥、肥胖、熱量這些詞，盡情地吃，因為每天至少要自在地吃一頓飯，如果連這點都限制的話，就很難繼續執行下去。

✚ 晚飯減少澱粉

白天需要很多能量，因此可以立即拿來使用的碳水化合物這種能量源會立即被消耗掉，但是工作結束後，沒有消耗的能量會變成脂肪，也就是腹部贅肉。因此，活動量少的晚餐最好盡量減少攝取碳水化合物。

但是在人際關係中，晚上經常有約會，有約的日子就瀟灑地吃自己想吃的東西，但最好避免暴飲暴食，尤其是吃完肉類後，最好不要吃米飯或冷麵等碳水化合物。

如果很難完全戒掉吃飯的話，可以按照 2/3 碗、1/2 碗、1/3 碗來慢慢遞減，但是要多吃以蛋白質為主的小菜，晚點才不會餓著肚子找零食。只要減少飯量，就沒有必要斤斤計較熱量了。

如果是晚餐吃了很多碳水化合物，那麼我建議養成飯後至少走個 5～10 分鐘的習慣。在飯後碳水化合物（醣類）直接儲存在體內之前，至少要消耗掉一點，有許多研究結果顯示，**飯後步行對調節血糖有很大的幫助。**

✚ 如果餓到睡不著覺，聰明吃消夜的方法

最大的問題發生在吃完晚飯還餓，這時我們要區分是身體需要食物而感受到的飢餓，還是單純地想吃食物的「假飢餓」。先喝 1～2 杯水，如果還是餓的話，就喝一杯熱牛奶。牛奶中含有的色胺酸成分有助於睡眠，或者吃一個熱量低的番茄或水煮蛋。當然，吃完晚飯之後，直到在睡覺前最好是什麼都不要吃。

也有報告指出，從吃完晚飯到第二天早上空腹 12 小時以上的「限時減肥」比什麼都重要，所以試著一點點地減少消夜，或是用沒有熱量的食物代替消夜，最後要以不吃宵夜為目標。

對關節有益的營養成分

前面我們了解到減少發炎和肥胖的方法以及健康的飲食方法。如果是暫時性的疼痛或輕微疼痛,使用這些方法通常就會有相當程度的好轉。但是如果是已經出現疼痛的初期階段,想要緩解發炎症狀這些好像還有點不夠,所以我們來了解一下對關節炎有益的營養補充劑。

最重要的是提供隨著年齡的增長而逐漸變薄的關節軟骨的原料。從關節軟骨的構成成分來看,它是由 65～80% 的水、15～20% 的第二型膠原蛋白、以及 3～5% 的蛋白聚糖所組成,為了了解膠原蛋白和蛋白聚糖是什麼,讓我

● 圖 6.1　關節軟骨的結構

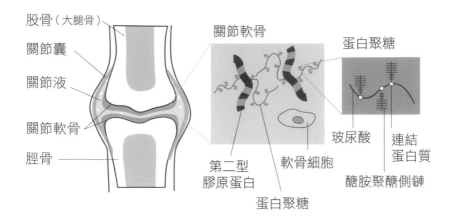

股骨（大腿骨）
關節囊
關節液
關節軟骨
脛骨

關節軟骨
蛋白聚糖
玻尿酸
連結蛋白質
醣胺聚醣側鏈
軟骨細胞
蛋白聚糖
第二型膠原蛋白

們更詳細地來看看軟骨結構。

　　參考〔圖 6.1〕，股骨和脛骨末端被關節軟骨覆蓋。仔細觀察首先可以看到稀疏的軟骨細胞（Chondrocyte），剩下的空間則由細胞外基質（高分子和細胞液）所組成。

　　高分子是在軟骨細胞中合成，由第二型膠原蛋白和蛋白聚糖（Proteoglycan）所組成，形成堅固的網狀結構。蛋白聚糖（Proteoglycan）是以胺基酸（Hyaluronic acid）為基礎，在一條核心蛋白（Core protein）上附著多個醣胺聚醣（GAG，Glycosaminoglycan）側鏈（Side chains）。

形成這條側鏈的 GAG 就是硫酸軟骨素（Chondroitin sulfate）、硫酸角質素（Keratan sulfate）以及硫酸面板素（Dermatan sulfate）等。由於硫酸帶負電，該鏈相互排斥，並在其小空間中放置水分，因此把軟骨做得像柔軟的氣墊一樣。長時間固定關節或關節炎初期蛋白聚糖會減少，如果 GAG 不足，水分就會乾涸，很容易造成膠原蛋白受損，最終導致關節軟骨變薄。

因此，為了防止這種情況發生，我們可以使用葡萄糖胺、軟骨素等 GAG 及其原料天然硫磺的甲基硫醯基甲烷（MSM）、S- 腺苷基甲硫氨酸（SAMe）和第二型膠原蛋白等營養素。

① 葡萄糖胺 Glucosamine

葡萄糖胺是製造 GAG、蛋白聚糖的必需物質，它能促進軟骨細胞產生蛋白聚糖，抑制軟骨分解。葡萄糖胺由蝦、蟹殼中提取的甲殼素（Chitin）製成，通常不會導致過敏，也無副作用，就算是對甲殼類肉中蛋白質過敏者也可安心食用。**對於輕度關節炎是有效的，可減少或替代非類固醇消炎藥劑量。**如果把 1500mg 分三次服用，對正常人來說

沒什麼問題，但對糖尿病患者來說可能會升高血糖，因此需要注意檢查血糖。

② 軟骨素 Chondroitin

硫酸軟骨素是從鯊魚或牛軟骨中提取的，其作用機制與葡萄糖胺相似。用藥 4 個月以上，與對照組相比改善率達 50% 以上，而且也有報告指出，軟骨素能夠直接改善軟骨厚度。每日服用 800～1200mg 左右，也可以每天分三次服用 500mg 葡萄糖胺和 400mg 軟骨素。

③ 甲基硫醯基甲烷（MSM）
Methyl Sulfonyl Methane

MSM 是一種膳食硫磺，它不僅是產生葡萄糖胺和軟骨素時所必要的元素，且具有減輕疼痛和抗發炎的作用。預防用可食用 1000～2000mg 左右，如有疼痛症狀，可逐漸增加用量，攝取 5000mg 至 8000mg。

④ S- 腺苷基甲硫氨酸（SAME）
S-Adenosyl-L-Methionine

SAMe 是由含硫胺基酸 L- 甲硫胺酸所合成，在合成蛋白聚糖中起到重要的作用，它不僅能夠緩解關節疼痛，

還有讓憂鬱症好轉的效果。退化性關節炎患者每日可攝取800～1200mg。

⑤ 第二型膠原蛋白 Type II Collagen

膠原蛋白佔我們身體蛋白質總量的30%，充滿在軟骨、肌腱、骨骼、韌帶、肌肉等筋骨組織中，在血管、皮膚、肺、牙齒的象牙質等結締組織中也有很多。尤其是老年人蛋白質攝取量不足，消化、吸收也下降，體內膠原蛋白產量減少，因此關節、骨骼等會變弱，皮膚彈性也會變差。膠原蛋白還具有增加血管彈性的功能，因此對心血管疾病的控制也有好處，不僅如此，因運動導致肌肉骨骼系統受損的人特別需要。

吸收良好的低分子膠原蛋白（水解膠原蛋白）對身體很好，但在合成新膠原蛋白原料的過程中，需要維生素 C、鐵、硫磺和銅，因此與綜合維生素一起食用效果更佳。

⑥ 維生素 D VitaminD

據疾病管理本部統計，93%的韓國人缺乏維生素D（女性 95.9%、男性 91.3%）。將維生素 D 與鈣一起服用時，

會延遲骨密度的降低，也能夠減少骨折的發生。近年來，維生素D的功效越來越受到人們注意，它能夠抑制大腸癌、乳癌、前列腺癌等癌細胞，調節免疫，不僅可以抑制感染發病，減少自身免疫性疾病，而且對高血壓、糖尿病、心臟病也有預防效果。此外，它還能夠與肌肉細胞的受體結合，有助於蛋白質的合成和肌肉細胞的生長。

要攝取維生素 D 除了富含油脂的魚類之外，其他食物中幾乎沒有，所以要另外補充營養品。尤其暴露在陽光下時間較少的人，每天最好服用 2000IU 的維生素 D3。透過血液檢查，如果維生素 D 的數值比正常的 30 以上低很多時，可做肌肉注射來快速提高 10～20 萬單位的維生素 D。

⑦ 酪梨大豆萃取非皂化物（ASU），
Avocado-Soybean Unsaponifiable

ASU 是從酪梨中提取的脂肪和大豆油的非皂化物製成的複合製劑，已知對關節炎有效。皂化物是指不溶於水、不皂化的化合物，其作用是抑制軟骨分解，促進膠原蛋白合成，從而緩解關節炎。缺點是每天需注射一次 300mg，而且要達到最大效果需要 2 個月左右。

⑧ 瑪卡 Maca，黑升麻 Black Cohosh

對於女性來說，如果臨近停經，女性荷爾蒙就會減少，關節保護功能也會減弱。其中，會從小關節的手指關節痛開始，到肌肉骨骼疼痛的整體惡化。停經是因卵巢功能減退，女性荷爾蒙（雌激素）和黃體荷爾蒙（黃體素）減少導致月經中斷，初期症狀是臉灼熱、失眠等，但關節疼痛症狀會比這些更早出現。另外，腹部肥胖導致關節變弱的膝蓋也會增加負擔，因此原本就膝蓋不舒服的女性，如果臨近停經，有必要更積極地預防和照護。

瑪卡是祕魯高山地區的一種天然植物，能夠緩解壓力和疲勞，增加性慾和生殖功能，也能提高骨密度，調節女性荷爾蒙和黃體荷爾蒙的平衡，因此對停經的女性有幫助。黑升麻是一種植物性女性激素，有助於緩解停經症狀，但如果閉經症狀明顯，骨質疏鬆症也會急劇發生，因此比起只吃營養補充劑，最好還是到婦產科接受診斷和治療。

除此之外，能當作緩解發炎症狀營養補充劑的還有咖哩中的主要成分薑黃。其中含較多的薑黃素（Curcumin）、綠唇貽貝（Green-lipped Mussel）、乳香（Boswellia）、洋

蔥萃取物槲皮素（Quercetin）和從松樹皮中提取的柏松素（Pycnogenol）等。

　　下表是對九種常用的關節營養素成分進行比較分析論文的結果，從圖表中可見，乳香比葡萄糖胺、軟骨素具有更好的止痛作用，而降低關節炎引起的功能障礙（如步速降低、平衡能力下降等）的效果以柏松素最為顯著。

	減輕疼痛	減低功能障礙
硫酸鹽葡萄糖胺	-0.28	-0.45
硫酸軟骨素	-0.34	-0.36
維生素 D	-0.19	-0.36
白柳樹皮萃取物	-0.29	-0.24
甲基硫醯基甲烷（MSM）	-0.47	-1.10
酪梨與大豆萃取物	-0.57	-0.48
薑黃素（薑黃）	-1.19	-1.13
印度乳香樹萃取物（Boswellia）	-1.61	-1.15
柏松素	-1.21	-1.84

〔出處〕Henrotin 等，最新風溼病學報告（Current Rheumatology Reports），2018年。

但是營養補充劑的結果比較不固定，與進行大規模研究的藥物不同，所以自己親自嘗試後選擇最適合的營養素才是最明智的。

　　另外，在已經發生關節炎的症狀時，營養素的效果往往微不足道。因此，除去前面提到的對身體有害的姿勢、運動之外，透過食療和這樣的關節營養補充劑來提前養護關節健康是非常重要的。

尋求終極答案，延緩老化的方法

我們可以說，包括膝蓋在內的大部分疾病發生原因多是「老化」。而關於為什麼老化以及如何發生，據說出現了數百種理論，包含因大量使用而磨損的理論、荷爾蒙減少而產生的理論，從活性氧類到細胞分裂次數固定的染色體終端理論等。這麼多理論也證明了我們還沒有正確理解老化，而且許多理論也只關注老化的片面部分。

綜合目前的理論，減緩老化和延長壽命的必要條件似乎可以壓縮到主要兩種論點。

✚ 第一，不必要的營養供給會促進老化

我們身體的資源和細胞分裂次數是固定的，因此在繁殖期過後，也就是 30 多歲之後要抑制不必要的生長。

mTOR（mammalian Target Of Rapamycin）是哺乳類動物雷帕霉素靶蛋白的縮寫，參與哺乳類動物細胞內的訊號傳導，是誘導細胞分裂和生長的蛋白質。

這種蛋白質也與老化密切相關。如果調節我們體內血糖數值的胰島素分泌過多，發出細胞營養素豐富的訊號，mTOR 就會活化。另一方面，被稱為抗老化長生不老藥的雷帕黴素、白藜蘆醇和卡路里限制等，均對 mTOR 具有抑制作用。透過這項事實我們可以說：「不必要的營養供給會促進胰島素分泌（使 mTOR 活化），並導致加速老化的結果。」

前面描述壞掉的油就是如此，如果是新鮮的動物油則不會促進胰島素分泌，對身體的危害通常不大。而蔬食也會干擾胰島素的作用（合成代謝作用），植物產生辛辣澀味是為了不讓動物食用。這麼看來，我們似乎就能夠理解

為什麼一般人不喜歡吃的蔬菜卻對健康有幫助了。

從肌肉骨骼方面來想的話，要盡可能个造成損傷。應該要節約使用體內有限的資源，但如果發生一些不必要的必須再生的問題，那麼關節也會受損，長壽的夢想也將化為泡影，也就是說，如果過度運動導致肌肉骨骼系統受損，壽命也會跟著減短。

結論就是：**防止 mTOR 活化的方法是「不勉強、不暴飲暴食、克制會食用到腐壞的油脂和糖類等良好的飲食習慣」**。此外，適當的運動可以提高胰島素敏感性（對胰島素敏感反應的程度），誘導身體分泌出較少的胰島素。

✚ 第二，必須好好除去不必要的細胞

細胞在缺乏營養素的情況下，分解自身的蛋白質或自行去除不必要的細胞成分來獲得能量的活動叫做「自噬（Autophagy）」，這是指身體會自己尋找老化細胞加以消除。但是隨著年齡的增長，這個消除老化細胞的能力會下降，因此，人體各處都會開始積累老化細胞，並誘發發

炎症狀，這就是所謂的積弊，例如大腦會引發帕金森氏症和失智症，眼睛也會引發白內障和黃斑性病變。

國際學術期刊《自然醫學（Nature Medicine）》曾發表過注射去除這種老化細胞的物質，結果老化細胞消失，退化性關節炎也得到了緩解。更有趣的是，還發現了導致老化的 mTOR 會抑制細胞自噬，此外，也發現了間歇性斷食等限制熱量的療法能夠促進細胞自噬。

為了活化細胞自噬，也就是讓身體清除積弊，我建議大家可以少吃或進行間歇性斷食，只有當身體缺乏營養素的時候，才會自動減少不必要的積弊。但這到底為什麼有效，以及會有什麼效果呢？就讓我們以拖著重擔的馬車為例來了解一下。

＊吃飽的時候

被餵飽後充滿力量的馬：「行李都捨不得丟掉，還是全部都帶走吧。」

→ 垃圾滿溢，車輪壞掉之後才後悔莫及。

吃很少的馬：「沒什麼力氣，盡量把行李都丟掉吧。」

→ 在車輪完好無損的情況下，騰空車子的馬車表現出了最佳性能。

我們的身體只有保持稍微飢餓的狀態，才能為了提高效率而丟掉多餘的東西，如果不丟掉，體內就會堆滿沒用的垃圾，而拋棄這些東西不僅只是為了解決肥胖問題，在老化專家學者間也被視為健康生活的重要因素。

軟骨等關節組織也一樣，堆積廢物的軟骨因無法忍受輕微的運動而撕裂，就像生鏽的地方一直增加，那麼建築物就會倒塌。

身體透過清除廢物可以找回最佳狀態及恢復力，而且我們的免疫力如果如同堅固建築物，就不會擁有發炎症狀的膝蓋。

「恢復力」比「免疫力」更重要

如果想要長壽的話，有什麼更好的辦法嗎？我們可以從抑制不必要的生長，並順利去除不必要的蛋白質這裡找到答案，就是增加身體的「恢復力」。

在解釋健康身體所需時，以前常會使用「免疫力」一詞，告訴大家只要讓免疫力保持最大化，就能一直健康地生活，但是免疫力其實是著眼於防禦的方法，因為我們的身體會遭受微生物等外部攻擊而受損，所以只要能好好防禦就可以了。這個方法與現代醫學的做法一致，也就是如果出現問題的話，只要切除掉並用藥物消除就行了。

保持良好免疫力只是維持健康的必要因素之一，而恢復力更重要。就像不是只要軍隊（免疫）很多，國家就能富強，而是因為國家富強，所以才希望軍隊多一點。同樣地，良好的免疫力應該只是良好「恢復力」的副產品，如果細胞受到微小損傷時，能夠快速恢復，那麼不需要的生長和不必要的蛋白質不也會減少嗎？

　　那麼我們該如何才能讓身體的恢復力保持在最佳狀態呢？首先要先抓到平衡，讓身體狀態舒適，而想要達成這樣的條件，就必須控制① 不必要的藥物使用、② 嚴格控管心搏數、③ 緩解情緒（壓力）。那麼，就讓我們來更詳細了解一下自己吧。

爲什麼不能長期服藥？

我們不能否認藥物有它的功效在，但是太多人沉迷於藥物的方便性。我建議在非必要時盡量不要倚賴藥物，只有在必要且認為其效用會高過可能產生的副作用時使用，並且最好只在短期內使用，原因如下面幾點。

✚ 藥物已知的副作用

僅從爲了減少膝蓋疼痛而經常服用的非類固醇消炎藥來看，已知的副作用大致有四種。**消炎藥不僅會造成胃潰瘍、心血管併發症，且該藥物從肝臟解毒後排到腎臟，因**

此可能會造成肝功能和腎功能下降。

　　如果服用藥物的過程中出現胃部不適或者血壓升高，最好請醫師更換成其他類型的藥，光是常用的非類固醇消炎藥就有數十種，但這些並不是相同的藥物，而是根據化學結構的不同，藥效略有不同。

✚ 藥物均有未知的副作用

　　你看過用藥物的說明書嗎？光是醫生和藥劑師都背不下來的副作用就超過 10 種。因為有些副作用本來就不常見，有些則是很常發生，每個人都會出現不同的症狀，所以把這些都背下來是沒有意義的，但如果出現特殊的症狀，建議停止服用該藥物。

　　我們的身體除了較大的臟器之外，連細胞或更小的酶、神經傳達物質也維持著均衡。如果長期服用只對某個特定部分產生作用的藥物，那麼我們身體裡微小的平衡（均衡）就會被打破，而且目前尚不清楚這是否會引起癌症、失智症或者憂鬱症等病症。

雖然現今可以分析自己身體內的所有基因，來得出對什麼藥物耐受度低的精密醫學時代正在到來，但現在也不是關於所有藥品的資訊都有，而且費用也非常昂貴，因此到目前為止，只能建議大家只在短期內服用藥物，並注意自身狀況。

✚ 藥物對其他必需營養的消耗

這個部分也很難全盤了解，目前只知道少數藥物的問題，例如降低膽固醇數值的名為「Statin」的藥物會耗盡代表性的抗氧化酶輔酶 Q10，也就是說我們服用這類藥物時，活性氧類會增加，對身體的危害會增大。

例如長期服用降膽固醇藥物時，這些副作用就像細雨慢慢淋溼衣服一樣，我們身體脆弱的部分也可能會漸漸崩塌。假設身體脆弱的部分是血管，那麼非要服用 Statin 類藥物降低膽固醇數值，減少心血管併發症的這個嘗試本身就會變得毫無意義，因為 Statin 不僅會降低膽固醇的數值，也會同時降低輔酶 Q10 的數值，反而容易增加心血管併發症的發生機率。

目前尚不得而知我們常吃的止痛消炎藥會消耗身體什麼營養素，但考量到這些藥物的特性，我們在服藥期間應該更加注意攝取營養素。

✚ 為了得到良好藥效的相應代價

這個部分與未知的副作用一脈相承。我們身體為什麼會發炎呢？只要沒發炎，我們就能健康地生活了嗎？答案是否定的，因為發炎是處理受損組織的自然反應，只要把它想成是燒掉那些廢物就能理解了。

我們來想想膝蓋的情況吧。爬完山回來之後，膝蓋開始發熱又疼痛，這句話的意思是膝蓋發炎了，在膝蓋上燃燒著一些變得沒用的東西。但為什麼會有沒用的東西呢？就是因為過度登山導致組織受損。

可是在這裡燒垃圾的話是不是太老套了？沒錯，現在都已經可以分類回收，也可以環保再生，但在沒有這種技術的以前，最好的方式還是直接燒掉，而我們的身體也還擁有這種直接燒掉廢物的基因。

用燒掉來去除廢物的方式問題在於旁邊的完好無損的東西也會一起被燃燒，就像偶爾燒完垃圾之後，火不會熄滅，還會繼續燃燒。我們身體內的細微慢性發炎已經被確認是導致心血管併發症的危險因素，因此，雖然曾流行過長期服用阿斯匹靈等消炎藥，但與服藥的好處相比，副作用明顯更大，所以目前大多建議要有限度地使用該藥物。

藥物具有很強的特定作用，所以效果顯著，但由於上述原因，我建議大家不可長期使用或濫用藥物，因為這些藥物除了特定的作用之外，還有很多我們不知道，但可能對我們的健康造成不良影響的副作用。相反地，天然物質的作用較不極端，但它副作用的可能性也很低，可能是由於植物產生天然成分需要經過長時間，因而較穩定，但如果將該物質以人為方式做出化學反應來打破結構，那麼對我們身體的影響可能會與原來的不同。

在大量生產時代，各種廉價、使用方便的化學界面活性劑（各種清潔劑、除草劑等化學藥劑）等大多是以石油這種天然產物為基礎來製造的，但這卻是引發身體產生各種疾病的原因，因此，現在有重新回歸天然表面活性劑的

趨勢，所以就算是稍微昂貴，使用的清潔劑等應該要選用越天然的成分越好。

結論就是：**藥物可能會在身體中發生很多無法挽回的變化，所以生病初期可先短暫使用，但必須提高警惕，儘量以天然的方式或是食物為主來降低發炎，這樣不僅對於身體恢復力有幫助，在處理疼痛問題上也才是有效的方式。**

「心臟」是維持健康的核心

關於健康的長期研究所得出的結論是「人一生中的心跳次數是固定的」，通常心跳過快的人就容易早死？！當然，心跳的總次數因人而異，而不良的飲食習慣也會導致出現心臟血管堵塞等變數。通常我們認為心跳快的動物壽命較短，而心跳慢的動物壽命較長，**那麼平常如果想要維持低心率的話，該怎麼做呢？最具代表性的方法就是冥想和運動**，乍一聽會覺得這似乎是具有完全不同效果的兩件事，為什麼都能降低心率呢？冥想有助於放鬆，但運動又為什麼能降低心率呢？

如果光躺著不使用肌肉，那麼每天就會減少 1% 的肌肉和骨骼，心臟的肌肉也一樣。因此，為了保持讓心臟的肌肉能夠每天都發揮同樣的力量，就需要多跑動，而且實際上每分鐘心跳數也會加快 1.5 次左右。這不僅適用於老是躺著的人，也適用於長時間坐著的上班族。

相反地，那麼透過活動或運動讓肌肉變多的話會怎麼樣呢？答案是會讓平時的心率降低。為什麼會這樣呢？這是因為運動時會呼吸急促、心跳加快，全身需要大量的血液，所以身體才會做出反應，當這些事情經常發生，我們的身體就會適應。如果每次運動的時候都很累，那麼為了不對身體造成負擔，就要以稍微省力的方式去適應，例如增加肌肉、更有效地收縮，或者改變利用相同量的氧氣來產生更多的能量，因此，反覆進行同樣的強度、時間的運動時，就會變得越來越不吃力。例如以 10km/h 的速度奔跑時，最大心率為每分鐘 180 次，那麼隨著身體逐漸適應，就會慢慢變成 170、160 慢慢下降。如果平時的心率是 70 次，那麼就會慢慢下降到 67、65 次，這樣一來，心跳的數總就會變少，對心臟的負擔也會變小。

那麼，運動時心跳數會不會增加呢？沒錯，會增加，但是我們整個人生中做劇烈運動的時間很短，只要不過度運動導致心跳次數超過 200 次，並且身體處於健康狀態，那麼這些較高的心跳數就會被平時減少的心跳數所抵銷。

你可能會想到，那要是吃一些能減慢心跳的藥會怎麼樣？如果是透過心臟超音波檢查出是容易出現瓣膜問題的人，就會少量注射限制心臟整體移動的像恩特來錠（Indenol）一樣的 β 受體阻滯劑（β-Blocker），這種情況下心跳數會減少 5 ～ 10 次。但是考量到會造成體力變差或血壓下降等多種藥物的副作用，建議與心臟內科專門醫生商量之後再用藥。

適度調節生活壓力相當必要

　　我們身體的設計圖仍然停留在原始時代，原始時代的戰爭狀況是遇到猛獸，要打仗的時候，我們身體有限的資源只能用在戰鬥上，所以會派個傳令兵去告訴身體要為緊急狀況做準備。這裡的傳令兵就是「壓力荷爾蒙」，這些激素會升高血糖，加快心跳，以便作出明確的判斷，並且也會擴大瞳孔以觀察逃生路線。此外，為了提供逃跑所需要的燃料，身體還會提高血糖、膽固醇和血壓。因此，對於生存下來以外那些不必要的消化、免疫與性功能都會被抑制。這個機制也被稱為「戰鬥或逃跑反應（Fight or Flight Response）」，也就是說，要嘛打架，要嘛逃跑，會

二選一並迅速付諸行動。

不過上述這種方式與現代人承受壓力時的應對方式有點距離，我們雖然受到上司的嘮叨、交通堵塞或投資失利等許多精神壓力的折磨，但身體仍然會發生像遇到猛獸時一樣的戰鬥或逃跑反應。根據調查結果顯示，我們每天 24 小時中，有 44% 的時間受到壓力，那麼，我們該如何調節壓力呢？

在那之前，大家最好先接受人不可能完全沒有壓力這件事，想製造零壓力狀態根本是不可能的，0 而且完全沒有壓力也未必比較好，因為一些壓力反而讓人更積極，也會使身體更強壯。

「強化」這個概念的核心——「運動」這件事終究也是一種壓力，運動之後身體馬上就會產生壓力反應，但如何利用這種壓力將會決定我們擁有的是健康的膝蓋還是早期的關節炎症狀。專業術語上將前者稱為良性壓力（Eustress），後者則稱為惡性壓力（Distress），那麼要怎麼調節壓力呢？

✚ 認識及接受壓力，並且轉化壓力

即使我們不能改變自己所處的現況，但可以改變對它的反應。我們的身體在開心和生氣不安的時候會出現一樣的反應，因此，可以將不安轉化為興奮或愉快。嘗試在承受壓力的情況下，笑著大聲一喊「我很開心啊！」，當面對考試、面試或者自己不想做的事情時，做出喊叫的這種單純的行為也可以把壓力轉化為成功的原動力。

此外，每天都要抬頭挺胸，擺出自信的姿勢，並且慢慢深呼吸。大腦中的藍斑核（Locus Coeruleus）在不安或興奮時會分泌出具有覺醒效果，名為正腎上腺素（Noradrenaline）的壓力荷爾蒙。藍斑核對二氧化碳反應敏感，因此只要深呼吸即可減少二氧化碳，抑制正腎上腺素的過量分泌。此外，抬起頭、挺直胸部和腰部並深呼吸，對身體也會有正向的影響。

✚ 多吃能夠降低壓力反應的食物

通常我們壓力很大的時候，就會想吃辣、鹹、甜以及油膩的東西來緩解情緒。當承受壓力的時候，會覺得正常

的味道不夠，想要比平時更刺激的味道，但糖分多的食物會使血糖上升並突然下降，反而會加重心理的不安，因此，承受壓力的時候應該要吃能夠穩定能量級數與血糖數值的食物。

像是杏仁、核桃、南瓜子等食物能夠減少皮質醇（Cortisol，壓力荷爾蒙的一種）的分泌量，是良好的蛋白質來源，有助於穩定血糖。另外，它也是鎂的來源，對穩定神經很有效，對失眠也很幫助。除此之外，藍莓的維生素 C 含量很高，有很強的抗氧化作用，也能夠增強免疫力，而且因為它有適當的甜味，所以不會讓人想吃甜食，對血糖也不會產生太大的影響。如果沒有藍莓，那麼也可以選擇其他莓果類或柳丁。

壓力大的時候比起喝咖啡，最好是喝綠茶。咖啡和含咖啡因飲料會刺激大腦和交感神經，雖然能夠暫時改善疲勞感，使人保持清醒，但過多的咖啡因會誘發失眠症和神經過敏症，而且會導致心率上升，出現心跳加速等症狀，還會增加罹患高血壓的危險。也就是說，飲用咖啡雖然能夠以人為的方式暫時喚醒大腦，但結果卻會使大腦更加疲

慮。**綠茶中含有茶胺酸，此氨基酸可以幫助我們提高專注力及穩定情緒，適合在不安時飲用。**

➕ 做些簡單的減壓運動和冥想

想要降低壓力，不需要去買昂貴的健身房會員，也不必去做什麼跑馬拉松這種猛烈的運動，只要從事在社區的公園裡轉個幾圈這種有規律的運動，身體就會分泌腦內啡來對抗不安或者負面情緒，讓皮質醇含量減少。只要比平常走得快一點、做些伸展運動，或在膝蓋沒問題的時候上、下樓梯或每天跳繩 5 分鐘，就能明顯的改善壓力。當身體活動時，就能促進大腦的血液循環，讓大腦也變得健康。此外，當壓力降低，思考能力增強時，也會降低對不良藥物或惡習的成癮機率，因此，規律的運動是維持健康所必需的。

也可以做冥想等自我覺察（Mindfulness）。人們經常花許多時間在思考過去與未來，這為我們帶來了很大的壓力，因此，避開它、隱藏它，特意只專注於現在這個瞬間才是照護心靈的方法。例如走路時專注在腳移動的動作，

或者躺著放鬆身體然後深呼吸，讓自己感覺所有的壓力都流到地面上，以及坐著專注呼吸等，讓自己只專注於現在，減少批判或評斷，用這種方式來照護心靈，保護身體免於承受壓力。

我們週遭所發生的事其實是無法控制的，但如果將壓力化為助力，透過調節飲食、照護心靈等方式將壓力的影響最小化就不需要擔心，也會明顯提高生活的品質。

「睡好覺」是身體健康的良藥

　　擔心太多事情時，如果能先好好睡一覺，起床時就會感覺頭腦整理得清楚多了，即使有點累或者身體肌肉痠痛，但只要好好睡個覺身體就能恢復；相反地，在加班的第二天照鏡子的話，就能看到 10 年後的自己，這個恢復力的祕密就是「生長激素」。

　　生長激素在我們小時候可以促進身體成長，當成長期結束之後則具有修復的作用。換句話說，生長激素就是能夠幫助我們恢復因老化而導致身體功能下降的防止老化荷爾蒙。也有人認為，隨著年齡的增長，生長激素過多時也

會因為合成代謝過多而有不好的影響，因此，對於刻意施打生長激素是否對健康有害，醫界始終眾說紛紜，但透過充分的睡眠和運動自然產生的生長激素對延長壽命有效果這點倒是沒有任何歧見。如此重要的生長激素在夜間會分泌較多，主要在晚上 11 點至凌晨 2 點之間，尤其是開始睡覺的 1～2 個小時後達到最高潮，因此若是半夜 2 點多才睡覺，那麼那天的「修復」就被省略了。所以如果無法獲得充分的睡眠，就無法修復我們在白天漸漸毀損的身體，日積月累之後，身體必然會出問題。

睡眠不足也與肥胖密切相關。身體中有一種瘦蛋白（leptin）荷爾蒙可以抑制食慾、處理碳水化合物，這種物質在我們睡覺的時候會分泌很多，睡眠不足時會使瘦蛋白分泌較少，進而導致肥胖，加重膝蓋負擔。此外，瘦蛋白不足還會導致壓力荷爾蒙上升，並提高高血壓及增加心臟病的發病風險。雖然大家的睡眠時間可能都不太一樣，但建議每人每天平均睡 7～8 個小時才算睡眠充足。

睡眠時間固然重要，但遵守睡眠的節奏也很重要。很多人會把週末拿來補眠，但這麼做基本上無法完全彌補不

足的睡眠，甚至還會打破睡眠節奏，還不如在平日裡沒什麼特別事情的時候儘量提早 1 小時上床睡覺。

如果想睡個好覺，最好不要在深夜運動過度，雖然運動有助眠功效，但太晚運動反而會使身體處於覺醒狀態，導致妨礙睡眠。如果想在晚上做運動，我建議大家做散步之類的輕鬆活動，另外，用溫水洗澡也有助於睡眠。

午睡如果睡太多也會打破睡眠的節奏，而且對健康也會產生負面影響。建議只有在真的很累的時候，睡不超過 20 分鐘的午覺。晚上太餓的時候，可以喝 1 杯熱牛奶或吃 1、2 片起司，因為牛奶和起司中含有大量誘導睡眠所必需的「血清素」的原料「色胺酸」，能夠幫助睡眠。如果覺得冷就會需要更多時間才能入睡，所以臥室的溫度最好保持溫暖；手腳冰涼的話也可選擇穿襪子睡覺。除此之外，在生活中可以實踐的睡眠方法還有不要過度飲酒，以及習慣用側躺的姿勢睡覺和使用較低的枕頭等。

芳香療法與對關節有益的天然精油

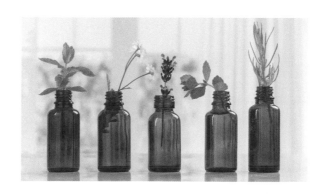

　　芳香療法（Aromatherapy）是補充替代醫學（CAM）的一種，指的是補充傳統醫學侷限性的多種醫療保健體系、治療技術等。芳香療法是芳香（Aroma）和治療（Therapy）的合成詞，直譯的話可以說是「芳香治療」，所以造成許多人誤會，以為單純以吸入香氣就可以治療我們身體的症狀，實際上芳香療法中使用的香味是從天然植物中萃取的精油（Essential oil）。

　　植物為了保護自己不受害蟲侵害、治癒傷口並相互溝

通，會產生極少量的精油，這種油可透過將花、葉、果、根等處以蒸餾、壓榨的方式來取得，因此，芳香療法這種利用植物的生命力來做治療的方式，可定義為「獲得身心靈健康的治療法」。

芳香療法最有效的是在壓力、焦慮、頭痛（偏頭痛）、失眠、肌肉骨骼問題和荷爾蒙問題上。大多數的人會選擇芳香療法來解決慢性病問題，例如肌肉骨骼系統問題或壓力，芳香療法同時也是可以處理這本書中提及的肌肉骨骼（膝蓋）問題和治癒的有效方法。

芳香療法的應用方法主要分為透過按摩、壓迫、沐浴以及護膚等方式讓皮膚吸收或身體吸入，按摩時可能會因太刺激皮膚而燒傷，因此絕對不能直接使用精油原液，而是應該根據個人皮膚特性在酪梨、薔薇果、荷荷巴、月見草及甜杏仁等植物性基礎油中稀釋使用。另外，有些精油會引起皮膚過敏，建議對痙攣患者不要使用唇萼薄荷、迷迭香等精油，尤其是唇萼薄荷可引起肝毒性；孕婦則絕對不要使用活化女性荷爾蒙的茴芹（Aniseed）、甜茴香（Fennel）等。

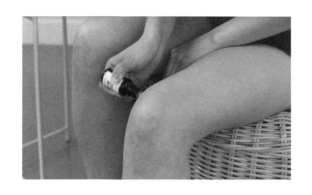

　　將芳香療法應用於膝關節時，可將下面介紹的精油適度混合並稀釋，塗抹於膝蓋疼痛的部位附近，以揉搓的方式讓膝蓋吸收，每天重複2～3次，或者在運動前後塗抹，就可以減少用藥。如果在膝蓋感覺到一點異常時立刻使用，那麼它對於重建、治癒的效果，將有助於維持膝蓋長久的健康。

✚ 對關節有益的天然精油

● 德國洋甘菊精油

　　德國洋甘菊精油是採摘菊科洋甘菊花蒸餾而成的精油。精油中含有大量帶有藍色光澤的母菊天藍烴（Chamazulene）是相當具代表性的抗發炎成分，可緩解關節炎，而且小孩或孕婦也可安心使用。

● 莎草根精油

該精油的主要成分之一 α - 香附酮（alpha-Cyperone）可減少發炎症狀的引發，具有抗發炎作用，除此之外，它還有鎮痛、降血糖等功效。

● 乳香精油

乳香精油是以乳香樹（Boswellia Serrata）採集的樹脂為原料，並且也作為食用的補充劑在市面上販售，還有報導顯示，它比已知的葡萄糖胺或甲基硫醯基甲烷更能緩解疼痛。《東醫寶鑑》中也記載了乳香可以止痛、長出新肉與幫助痊癒，因此為了減少關節痛、關節浮腫或緩解疼痛，在漢方治療上也經常使用。要注意的是，乳香樹有很多種，但並不是所有的乳香精油都能夠出現同樣的效果。

● 薰衣草精油

被稱為「精油之母」的薰衣草油具有去熱、增強陰氣的功效，能夠鎮定不安、焦慮、心悸等，不僅有助於緩解疲勞和失眠，還能緩解肌肉疼痛與關節炎。薰衣草精油在幫助傷口癒合的效果上非常卓越，可以說是真正的抗老化精油，但市面上假精油充斥，所以最好確認是否為真精油

之後再使用。

● 馬爾甘尼油

　　馬爾甘尼油在傳統上被視為有助於提高記憶力與智力，印度傳統醫學（阿育吠陀，Ayurveda）中提到此精油可服用或使用及小量來用於治療關節炎與痛風等。它除了具有抗炎鎮痛的作用之外，還有緩解壓力、降脂、抗痙攣與增強性功能等多種作用，且這種油不是精油，而是橄欖油等植物油，所以也可直接拿來食用。

從健康的時候就要開始保養膝蓋

　　謝謝大家看到這裡。我很好奇讀者在看完這本書的時候，對哪些部分印象最深刻？或是對哪些部分有共鳴呢？這本書裡的知識淺顯易懂，沒有說到什麼特別難的運動方法或新療法，但是我就是希望能把和膝蓋有關的醫學知識有系統地融合在一起，把一般人日常生活的習慣正確且具體地建立起來，成為新的生活模式，就像把舊技術融合，可以製造出新的機器一樣。

　　東方哲學家中，我最喜歡的是老子，我認為他的思想很符合現代社會的抗老化哲學。在《道德經》的第一章中出現了「道可道，非常道」的說法，意思是說如果「道」是可以被說明的道理，那就不是恆常之道了。老子認為一切可能都是相對的，所以不該特別規範什麼，或把自己規定為「道」的東西強加在別人身上。

很多媒體上都寫著要吃什麼特定的東西，或是做幾分鐘特定的運動對膝蓋的健康有益，雖然醫學（治療）上多多少少也會有這一方面，但在治癒（防止老化）上絕對不行，因為個別化、協調以及均衡都非常重要。因此，除了相當於「道」的膝蓋管理指南四階段原則之外，其餘的詳細方針應該具有「根據自身情況適用，但沒有所謂的絕對」這樣靈活的思考。

就像處於安樂的時候，要想到未來可能會出現困難，而應該提前做好應對，意即「居安思危」，越是健康的時候，越要想著如何應對生病的時候。我希望透過這本書，讓各位擁有可以健康使用到 100 歲的結實膝蓋，並且祝福大家就不管是幾歲，就算是上了年紀，也都能過上自己想要的自在生活。

Special Thanks to

特別感謝為本書的出版不斷努力的 Gilbut 出版社白慧星編輯、閔寶藍組長、其他相關人員以及協助確認手術部分的鄭炳俊院長、為我寫下推薦詞的各界人士、我心愛的家人以及選擇這本書的每一位讀者。

徹底治好膝蓋痛

作　　者：Dr. YOUTH 金裕洙
譯　　者：楊筑鈞
責任編輯：黃佳燕
封面設計：Bianco Tsai
內頁排版：王氏研創藝術有限公司

總 編 輯：林麗文
副 總 編：黃佳燕
主　　編：高佩琳、賴秉薇、蕭歆儀
行銷總監：祝子慧
行銷企畫：林彥伶、朱妍靜

出　　版：幸福文化出版／遠足文化事業股份有限公司
發　　行：遠足文化事業股份有限公司 (讀書共和國出版集團)
地　　址：231 新北市新店區民權路 108 之 2 號 9 樓
郵撥帳號：19504465 遠足文化事業股份有限公司
電　　話：(02) 2218-1417
信　　箱：service@bookrep.com.tw

法律顧問：華洋法律事務所 蘇文生律師
印　　製：博創印藝文化事業有限公司
初版一刷：2024 年 02 月
定　　價：380 元

Original Title: 무릎 아프기 시작하면 이 책 If Your Knee Starts Hurting, Read This Book by Dr.YOUTH
Yousoo Kim Copyright © 2022 Yousoo Kim All rights reserved. Original Korean edition published
by Gilbut Publishing Co., Ltd., Seoul, Korea Traditional Chinese Translation Copyright　2024
by Happiness Cultural Publisher, an imprint of Walkers Cultural Enterprise Ltd. This Traditional
Chinese Language edition published by arranged with Gilbut Publishing Co., Ltd. through EYA

國家圖書館出版品預行編目 (CIP) 資料

徹底治好膝蓋痛 / Dr. YOUTH 金裕洙著 . -- 初版 . -- 新北市：幸福文化出版社出
版：遠足文化事業股份有限公司發行，2024.02

ISBN 978-626-7311-98-1(平裝)
1.CST: 膝痛 2.CST: 運動療法 3.CST: 健康法
416.618　　　　　　　　　　　　　　　　　　112021450